日本生理学会教育委員会編

生理学問題集
（CBT準拠）

文光堂

■日本生理学会教育委員会MCQ問題集編集部会 (五十音順)

	奥村　敏	鶴見大学歯学部生理学講座 教授
	久野みゆき	大阪市立大学大学院医学研究科分子細胞生理学 准教授
	鯉淵典之	日本生理学会教育委員会・委員長，群馬大学大学院医学系研究科応用生理学分野 教授
	椎橋実智男	埼玉医科大学医学部生理学 教授
	中島　昭	藤田保健衛生大学医学部生理化学 教授
	深田優子	自然科学研究機構生理学研究所細胞器官研究系生体膜研究部門 准教授
編集主幹	南沢　享	東京慈恵会医科大学細胞生理学 教授

■問題作成者 (五十音順)

赤池　徹	東京慈恵会医科大学細胞生理学 助教
上田陽一	産業医科大学第一生理学講座 教授
恵良聖一	岐阜大学大学院医学系研究科分子生理学 教授
大貫芳樹	鶴見大学歯学部生理学講座 講師
奥村　敏	鶴見大学歯学部生理学講座 教授
尾仲達史	自治医科大学神経脳生理学部門 教授
加藤隆幸	大阪市立大学大学院医学研究科細胞情報学 講師
加藤総夫	東京慈恵会医科大学神経科学研究部 教授
金子葉子	藤田保健衛生大学医学部生理学Ⅰ 准教授
河原克雅	北里大学医学部生理学 教授
草刈洋一郎	東京慈恵会医科大学細胞生理学 講師
久野みゆき	大阪市立大学大学院医学研究科分子細胞生理学 准教授
鯉淵典之	群馬大学大学院医学系研究科応用生理学分野 教授
五谷寛之	大阪掖済会病院手外科・外傷マイクロサージャリーセンター センター長
小西真人	東京医科大学細胞生理学分野 教授
酒井　啓	大阪市立大学大学院医学研究科分子細胞生理学 研究員
佐藤元彦	愛知医科大学生理学講座 教授
椎橋実智男	埼玉医科大学医学部生理学 教授
塩澤光一	鶴見大学歯学部生理学講座 講師
渋谷まさと	女子栄養大学短期大学部生理学 教授
下川哲昭	高崎健康福祉大学健康福祉学部健康栄養学科 教授
鈴木敦子	健康科学大学健康科学部理学療法学科 教授
鈴木政登	東京慈恵会医科大学 客員教授
田中悦子	東京慈恵会医科大学細胞生理学 非常勤講師
豊島裕子	千葉県立保健医療大学健康科学部 教授

長崎　弘	藤田保健衛生大学医学部生理学Ⅰ 教授
中島　昭	藤田保健衛生大学医学部生理化学 教授
中村夫左央	市立柏原病院整形外科 部長
深田正紀	自然科学研究機構生理学研究所細胞器官研究系生体膜研究部門 教授
深田優子	自然科学研究機構生理学研究所細胞器官研究系生体膜研究部門 准教授
藤田寿一	大阪市立大学大学院医学研究科細胞情報学 講師
舩橋利也	聖マリアンナ医科大学生理学（細胞・器官生理）教授
本郷賢一	東京慈恵会医科大学循環器内科学 教授
南沢　享	東京慈恵会医科大学細胞生理学 教授
宮地栄一	藤田保健衛生大学医学部生理学Ⅱ 教授
本谷安正	鶴見大学歯学部生理学講座 助教
依藤　宏	群馬大学大学院医学系研究科機能形態学分野 教授
渡部文子	東京慈恵会医科大学神経科学研究部 准教授

■写真提供者 (五十音順)

浦島　崇	東京慈恵会医科大学小児科学 講師
深澤有吾	福井大学医学部形態機能医科学講座脳形態機能学 教授

■前版問題作成者 (五十音順，所属は前版刊行時)

青木　藩	札幌医科大学医学部第二生理学 教授
赤池　忠	北海道大学大学院歯学研究科口腔生理細胞情報学 教授
明間立雄	聖マリアンナ医科大学生理学 教授
有田秀穂	東邦大学医学部統合生理学 教授
梅咲直彦	和歌山県立医科大学医学部産科・婦人科学 教授
恵良聖一	岐阜大学大学院医学系研究科分子生理学 教授
大橋俊夫	信州大学医学部器官制御生理学 教授
岡田清孝	近畿大学医学部第二生理学 講師
岡田隆夫	順天堂大学医学部第二生理学 教授
尾松万里子	滋賀医科大学第二生理学 助教授
河合康明	鳥取大学医学部適応生理学 教授
川上順子	東京女子医科大学医学部第一生理学 教授
河南　洋	宮崎大学医学部機能制御学講座統合生理学 教授
貴邑冨久子	国際医療福祉大学大学院医療福祉学研究科保健医療学 教授
久野みゆき	大阪市立大学大学院医学研究科分子細胞生理学 助教授
久保川学	岩手医科大学医学部第二生理学 教授

玄番央恵	関西医科大学第二生理学 教授
小杉忠誠	琉球大学医学部形態機能医科学講座生理学第一分野 教授
小西眞人	東京医科大学第一生理学 教授
酒井哲郎	琉球大学医学部形態機能医科学講座生理学第二分野 教授
佐久間康夫	日本医科大学大学院医学研究科システム生理学 教授
椎橋実智男	埼玉医科大学生理学 助教授
渋谷まさと	昭和大学医学部第二生理学 講師，女子栄養大学 客員教授
清水俊明	順天堂大学医学部小児科学 助教授
洲鎌秀永	日本医科大学第二生理学 講師
杉原　泉	東京医科歯科大学大学院医歯学総合研究科システム神経生理学 助教授
菅屋潤壹	愛知医科大学医学部第二生理学 教授
高木　都	奈良県立医科大学第二生理学 教授
高田真理	埼玉医科大学生理学 助教授
高松　研	東邦大学医学部細胞生理学 教授
田中潤也	愛媛大学医学部分子細胞生理学 教授
徳田雅明	香川大学医学部細胞情報生理学 教授
豊田ふみよ	奈良県立医科大学第一生理学 講師
西野仁雄	名古屋市立大学大学院医学研究科脳神経生理学 教授
羽藤文彦	大阪市立大学大学院医学研究科分子生体医学 助教授
東　照正	大阪大学大学院医学系研究科生体情報科学 助教授
樋口　隆	福井大学医学部統合生理学 教授
久光　正	昭和大学医学部第一生理学 教授
平井直樹	杏林大学医学部統合生理学 教授
廣田秋彦	島根大学医学部神経・筋肉生理学 教授
福田敦夫	浜松医科大学第一生理学 教授
古川直裕	川崎医科大学生理学
前田信治	愛媛大学 名誉教授
前田正信	和歌山県立医科大学医学部第二生理学 教授
松井秀樹	岡山大学大学院医歯薬学総合研究科（医学系）・細胞生理学 教授
松尾　理	近畿大学医学部第二生理学 教授
宮崎俊一	東京女子医科大学医学部第二生理学 教授
渡邉マキノ	順天堂大学医学部第二生理学

第2版の序

本書を手に取った学生の皆さんへ

　初版の「CBT準拠 MCQによる生理学問題集」が出版されて10年が経とうとしています．この間，研究の面でも大学教育の面でも大きな変化がありました．研究面で最も大きい変化の一つは幹細胞研究がiPS細胞へと発展し，臨床応用が始まったことです．教育面での変化は，統合カリキュラムが多くの大学で取り入れられ，学問体系別授業と統合的授業の混在するカリキュラムが実体化し，成熟しつつあることです．生理学でも症例問題を用いての授業がごく自然に行われるようになりました．共用試験では，各大学の先生方がCBTの作問に慣れ，ブラッシュアップもスムースに行われるようになって，良問が出題されるようになりました．さらに，臨床実習を長期化するカリキュラム改変が全国的に進行中です．臨床実習が長くなるからと言って各大学が基礎医学系の授業を疎かにしているわけではなく，全国アンケートの結果からは短縮されていないことがわかりました．

　以前から，臨床実習を開始した医学生から，「もう少し生理学をやっておけばよかった」という声をよく聞きます．上級生になれば生理学が臨床医学の基礎になっていることが実感できます．しかし，生理学を学習する時期はどうでしょうか．「現象」という実体がなく，難解な生理学に悪戦苦闘し，試験を何とか通すことが目的になってしまうのではないでしょうか．生理学の面白さや，臨床での重要性を自覚しながら学習している学生さんはどれくらいいるのでしょうか・・・少々心配になります．

　今回の改訂にあたり，問題はすべて見直し，想起型の設問を減らしました．そして，図を用いた問題を増やし，症例問題も多く取り入れました．CBTよりも難易度の高い設問も多く含まれています．これらの問題を通じ，本書を試験対策に活用するばかりではなく，論理的思考のトレーニングの一助とするとともに，臨床医学と生理学が直結しているという認識を持っていただけたら嬉しいです．なお，各設問の解説は必要最小限にしてあります．設問を解き進めるだけではなく，生理学の教科書を傍らに置き，疑問点はその場で解決するようにしてください．正解を記憶するのではなく，内容の理解に努めてください．また，改訂版とは言っても多くの問題は今回新たに作成されたもので，不備な点はまだまだあるかもしれません．その場合は遠慮なくお問い合わせいただけると幸いです．

　本書の作成には生理学分野をはじめとする多くの先生方に作問やブラッシュアップでお世話になりました．この場を借りて御礼申し上げます．特に，多大な時間をかけて問題のブラッシュアップに取り組んでくださった日本生理学会教育委員会の先生方，特に，とりまとめやブラッシュアップに奔走してくださった，東京慈恵会医科大学の南沢享先生に深謝いたします．

　本書がこれからも学生さんとともに版を重ねていくことを希望しています．

日本生理学会副理事長（教育担当）
日本生理学会教育委員会委員長　鯉淵典之

初版の序

学生諸君!! 生理学は医学を理解する王道だ!!

　学生諸君のほとんどは卒業した後，臨床医になろうと思っているでしょう．最近社会から大学が求められていることは良き臨床医を育て，国民の安心出来る医療を提供する事です．このような国民の負託に応えるため，臨床実習開始前に共用試験を課する事が平成17年度から正式にスタートしています．共用試験では基本的な医学知識（臨床実習開始前での）を問うCBT (computer-based testing) と臨床の現場で医学生として相応しい態度・技能を問うOSCE (objective structured clinical examination) の二試験から成っています．

　本問題集はCBTに準拠して，人体の正常な機能を理解するために編纂しています．特徴は常識的なレベルの問題（想起レベル）から，分析し，解釈する問題（分析/統合/解釈），更には問題解決するレベルの問題まで，多様な問題を含んでいる事で，またその分類も提示しています．

　わかり易い例を挙げると，あるブラックボックス【B】に刺激（S）を与えると，反応（R）が見られた．さて，この反応（R）はSの何に反応し，【B】のどのような系を動かし（R）を出したのだろうか？これを臨床の場で例えると，ある患者さんが発熱と痙攣で来院したとしよう．何が原因で，どのようなメカニズム（病態生理）で，発熱と痙攣という症状を出したのか？これをしっかり判断しないと，良き臨床医になれません．体温調節機構をどのように理解しているかが対処の仕方に現れてきます．痙攣を起こす機序は何か？どういうタイプの痙攣か？患者さんを仔細に観察し，考えられる可能性を全て挙げて，それらの病態生理をレビューする事が求められています．

　これら病態生理の理解の前提に，人体の正常な機能調節機序の理解が求められています．すなわち，医学の基礎は生理学にあるのです！　ノーベル賞に医学・生理学賞という賞があるくらい，生理学は重要なものです．

　本書は生理学の勉学を自己学習でチェックし，またグループ学習で討論の材料になるべく，解答の他に詳細な解説をつけました．またキーワードを活用すれば，自分なりの問題グループをマークし，病態生理的理解を深める事が出来ます．

　問題の形式はCBTの問題に完全に準拠しているので，事前の学習に活用出来るでしょう．さらに病態生理へ発展させれば，単にカリキュラムの基礎系コースだけでなく，臨床系のコースで問題が生じた時にフィードバック出来ます．

　本書はこのように医学系CBT対応になっていますが，未だCBTが導入されていないライフサイエンス系学部（例えば薬学部，農学部，体育学部，看護学系学部など）の学生にも生理学の理解を助ける一助になろうと思います．

日本生理学会教育委員会

委員長　松　尾　　理

（近畿大学医学部第二生理学）

目次 Contents

A 個体の構成と機能

1. 細胞の構成と機能　　2
Ⅰ．細胞の構造と機能　　2
Ⅱ．細胞膜　　4
● 細胞膜の機能　　4
● 細胞内液・外液のイオン組成、浸透圧、静止膜電位　　4
● イオンチャネル、ポンプ、受容体、酵素　　6
● 能動・受動輸送　　7
● 分泌と吸収　　8
● 細胞接着　　9
Ⅲ．細胞骨格と細胞運動　　10
● 細胞骨格のタンパク質　　10
● アクチンフィラメントと細胞運動　　10
● 細胞内輸送システム　　11
● 微小管　　12

2. 組織・各臓器の機能　　13
Ⅰ．組織・各臓器の構造と機能　　13
● 上皮組織と腺　　13
● 支持組織と細胞間質　　14
● 血管とリンパ管の微細構造　　15
● 神経組織の微細構造　　15
● 骨格筋、心筋、平滑筋の構造と機能　　17

3. 個体の調節機構とホメオスタシス　　19
Ⅰ．情報伝達の基本　　19
● 情報伝達の種類と機能　　19
● 受容体による情報伝達　　20
● 細胞内情報伝達　　22
● カルシウムイオンの役割　　23
Ⅱ．神経による情報伝達の基礎　　24
● 活動電位の発生機構と伝導　　24
● シナプスの形態とシナプス伝達機能、可塑性　　27
● 軸索輸送　　29
● 感覚受容の種類と機序　　30
● 反射（弓）　　31
Ⅲ．ホメオスタシス　　32
● 生体の恒常性維持と適応　　32
● 恒常性維持のための調節機構・ネガティブフィードバック　　32
● 体温の恒常性維持　　33
● 体液のpHと緩衝系　　34
● 生体機能・環境のリズム性変化　　36
Ⅳ．生体物質の代謝　　37
● エネルギー代謝・基礎代謝　　37

B 人体各器官の正常構造と機能

1. 血液・造血器・リンパ系　40
- 骨髄の構造　40
- 造血幹細胞からの分化と成熟　40
- 脾臓・胸腺リンパ節の構造と機能　41
- 血漿タンパク質の種類と機能　41
- 赤血球とヘモグロビン　42
- 白血球　45
- 血小板・止血・凝固・線溶　47

2. 神経系　49
Ⅰ. 神経系の一般特性　49
- 中枢神経系と末梢神経系の構成　49
- 脳の血管支配と血液脳関門　51
- 脳のエネルギー代謝　52
- 脳内神経伝達物質　52
- 脳膜・脳室の構造と脳脊髄液の産生と循環　53

Ⅱ. 脊髄と脊髄神経　54
- 脊髄の構造・機能局在と伝導路　54
- 脊髄反射と筋の相反神経支配　56
- 神経叢と骨格筋支配・皮膚分布　57

Ⅲ. 脳幹と脳神経　57
- 脳幹の構造と伝導路　57
- 脳幹の機能　58

Ⅳ. 大脳と高次機能　59
- 大脳の構造　59
- 大脳皮質の機能局在　59
- 記憶・学習の機序・辺縁系　62

Ⅴ. 運動系　62
- 随意運動の発現・錐体路　62
- 小脳の構造と機能　63
- 大脳基底核の線維結合と機能　64

Ⅵ. 感覚系　66
- 表在・深部感覚と伝導路・関連痛　66

Ⅶ. 自律機能と本能行動　68
- 自律神経の局在・末梢分布・機能と伝達物質　68
- 視床下部の構造と機能　69
- ストレス反応と本能・情動行動　70

3. 皮膚系　71
- 皮膚の組織構造　71
- 皮膚の細胞動態と角化、メラニン形成の機構　72
- 皮脂分泌・発汗・経皮吸収　73

4. 運動器（筋骨格）系　74
- 骨・軟骨・関節・靱帯の構造と機能　74
- 四肢の主要筋群の運動と神経支配　75
- 骨の成長と骨形成・吸収の機序　76
- 抗重力筋　77

5. 循環器系　78
- 心臓の構造と分布する血管・神経　78
- 心筋細胞の微細構造と機能　79
- 心筋細胞の電気現象・刺激伝導系・心電図　80
- 興奮収縮連関　84
- 体循環・肺循環・胎児循環　86
- 心周期　88
- 心機能曲線と心拍出量の調節　90
- 毛細血管における物質交換　91
- リンパ循環　94
- 主な臓器の循環調節　95
- 血圧調節機序・血圧測定　96
- 血流の局所調節　100
- 運動時の循環反応　100

6. 呼吸器系　101
- 肺循環の特徴　101
- 呼吸筋と呼吸運動の機序　101
- 肺気量・コンプライアンス　103
- ガス交換と血流　106
- 換気血流比と血液ガス　108
- 呼吸中枢を介する呼吸の調節　109
- 血液による O_2・CO_2 の運搬　110

7. 消化器系　112
- 腹膜と臓器の関係　112
- 消化管の基本構造と機能　112
- 消化管運動のしくみ・調節　113
- 消化管に対する自律神経の作用　114
- 肝の構造と機能　115
- 胃液の作用と分泌機序　115
- 胆汁の作用と胆嚢収縮　117
- 膵外分泌系の構造と膵液の作用　117
- 小腸における消化・吸収　118
- 大腸における糞便形成と排便　119
- 主な消化管ホルモン　120
- 歯・舌・唾液腺の構造と機能　121
- 咀嚼と嚥下の機構　121

8. 腎・尿路系と体液・電解質バランス　123
- 体液の量と組成・浸透圧　123
- 腎・尿路系の形態と機能　125
- 腎の機能やネフロン各部の構造と機能　125
- 糸球体における濾過　126
- 尿細管での分泌・再吸収・濃縮　128
- 腎に作用するホルモン・血管作働物質　131
- 蓄・排尿の機序　134

9. 生殖機能系　136
- 生殖腺の発生・性分化　136
- 男性生殖器の発育過程　136
- 男性生殖器の形態と機能　137
- 精子の構造と精子形成　137

- ●陰茎の構造と勃起・射精　138
- ●女性生殖器の形態と機能　138
- ●性周期発現と排卵の機序　139

10. 妊娠と分娩　141

11. 乳房　143
- ●乳房の構造と機能　143
- ●乳汁分泌に関するホルモン　143

12. 内分泌・栄養・代謝系　144
- ●ホルモンの分類・作用機序　144
- ●ホルモン分泌の調節機構　144
- ●視床下部・下垂体　147
- ●甲状腺・副甲状腺　147
- ●副腎　149
- ●膵島　151

- ●男性ホルモン・女性ホルモン　152
- ●糖質・タンパク質・脂質の代謝　154

13. 眼・視覚系　155
- ●眼球と付属器の構造と機能　155
- ●視覚情報の受容と伝導路　155
- ●眼球運動のしくみ　157
- ●対光反射・輻湊反射・角膜反射　158

14. 耳鼻・咽頭・口腔系　159
- ●口腔・鼻腔・咽頭　159
- ●喉頭の機能と神経支配　160
- ●聴覚・平衡覚の受容のしくみと伝導路　160
- ●平衡感覚機構と眼球運動・姿勢制御　163
- ●味覚と嗅覚の受容のしくみと伝導路　164

C 全身に及ぶ生理的変化

1. 成長と発達　168
- I. 胎児・新生児　168
- II. 乳幼小児期　169
- III. 思春期　170

2. 加齢と老化　171
- ●加齢に伴う臓器の構造・機能変化　171

索引　173

A

個体の構成と機能

1 細胞の構成と機能

I. 細胞の構造と機能

問題 1
難易度 | ★☆☆

細胞の核の機能として正しいのはどれか。

A. 脂質の合成
B. mRNA の合成
C. タンパク質の合成
D. カルシウムの貯蔵
E. 細胞内外物質の消化

解説 核は、細胞の遺伝情報（DNA）を保持し、その情報をタンパク質に変換するための情報（RNA）を合成し、遺伝情報を伝達する。タンパク質の合成は、RNA の情報に基づいてリボソームで行われる。脂質の合成は滑面小胞体で行われる。カルシウムの貯蔵は滑面小胞体で、細胞内外物質の消化はリソソームで行われる。

正解 ▶ B

問題 2
難易度 | ★☆☆

リボソームにおけるタンパク質の合成に直接関与するのはどれか。

A. DNA
B. tRNA
C. 染色体
D. ヒストン
E. RNA ポリメラーゼ

解説 リボソームにおけるタンパク質の合成には、mRNA (messenger RNA) と tRNA (transfer RNA) の情報が用いられる。mRNA は、核内で DNA の情報から RNA ポリメラーゼの働きによって合成される。ヒストンは DNA の二重鎖を支えるタンパク質である。

正解 ▶ B

問題 3
難易度 | ★☆☆

小胞体について正しいのはどれか。

A. 滑面小胞体には消化機能がある。
B. 滑面小胞体ではタンパク質が合成される。
C. 筋にある滑面小胞体では Ca^{2+} の取り込みが行われる。

D. 粗面小胞体では脂質が合成される。
E. 粗面小胞体はタンパク質の選別輸送を行う。

解説 滑面小胞体は脂質の合成、解毒、同化代謝などの機能をもつ。細胞内外物質の消化の機能はリソソームが担っている。筋にある滑面小胞体は筋小胞体と呼ばれ、ATPを使った能動輸送により細胞内 Ca^{2+} の取り込み、収縮時の Ca^{2+} の放出などを行っている。粗面小胞体の表面にはタンパク質を合成するリボソームがあり、粗面小胞体はリボソームとともにタンパク質の産生に関与している。タンパク質の選別輸送はゴルジ体で行われる。

正解 ▶ C

問題 4　難易度 ★☆☆

図の矢印に示された細胞内小器官の構造と機能について正しいのはどれか。

A. 独自の DNA を有する。
B. 二酸化炭素を消費する。
C. 細胞内に一つだけ存在する。
D. 1枚の細胞膜（形質）膜に包まれている。
E. アデノシン二リン酸（ADP）を産生する。

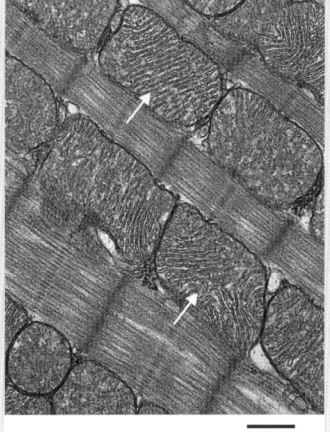

解説 ミトコンドリアは、内膜、外膜という2枚の脂質二重膜に包まれており、内膜はクリステと呼ばれる折り畳み構造をとっている。ミトコンドリアでは、糖や脂肪酸が酸化され、この際に放出されるエネルギーが、電子伝達系を介して ATP 合成酵素による ATP 産生を駆動する（酸化的リン酸化）。

正解 ▶ A

問題 5　難易度 ★★☆

正しいのはどれか。

A. 細菌にはミトコンドリアがある。
B. 細菌の細胞膜の主成分はリン脂質である。
C. mRNA は真核細胞にはあって原核細胞にはない。
D. 真核細胞の鞭毛の主構成タンパク質はアクチンである。
E. 原核細胞の分裂時に染色体は紡錘体によって娘細胞に分配される。

解説 細菌などの原核生物は、細胞核やミトコンドリアなどの細胞内小器官を有さない。そのため原核細胞は小さく、真核細胞の 1/100 程度の大きさである。原核細胞と真核細胞の細胞膜の主成分はともにリン脂質である。原核細胞は内膜で囲まれた区画（核や小胞体など）を欠き、細胞内はサイトソルと呼ばれるゼリー状の物質で満たされ、これに核酸や酵素な

どが懸濁している。したがって、原核細胞ではRNAとタンパク質は同じ場所で合成されるが、mRNAは原核細胞にも存在する。真核細胞の鞭毛はチューブリンからなるが、細菌などの原核細胞の鞭毛はアクチンからなる。原核細胞では複製された染色体は細胞膜に結合し、その結合部分で細胞分裂を生じるため、染色体は娘細胞に均等に分配される。真核細胞では分裂時に染色体が紡錘体によって娘細胞に分配される。

正解 ▶ B

II. 細胞膜

● 細胞膜の機能

問題 6　難易度 | ★☆☆

細胞膜が関与しない現象はどれか。
A. 溶血
B. 活動電位
C. 細胞間情報伝達
D. タンパク質の合成
E. 神経伝達物質の放出

解説 ▷ 細胞膜は、生物の多くの機能の根源であり、細胞の維持（容積の保持）、細胞間の情報伝達などの機能を支えている。

正解 ▶ D

問題 7　難易度 | ★★☆

小胞体からのCa^{2+}放出に関わり、細胞内情報伝達に寄与している細胞膜成分はどれか。
A. コレステロール
B. スフィンゴミエリン
C. ホスファチジルコリン
D. ホスファチジルセリン
E. ホスファチジルイノシトール

解説 ▷ イノシトール三リン酸（IP_3）は、脂質二重層の細胞内側のホスファチジルイノシトールが分解されて産生され、細胞内情報伝達に用いられる。

正解 ▶ E

● 細胞内液・外液のイオン組成、浸透圧、静止膜電位

問題 8　難易度 | ★☆☆

興奮性細胞の静止膜電位を決める最も大きい要因となるイオンはどれか。
A. Ca^{2+}

B. Cl^-
C. K^+
D. Mg^{2+}
E. Na^+

解説 興奮性細胞の膜電位は、Goldman-Hodgkin-Katz（ゴールドマン - ホジキン - カッツ）の式で推定することができる。静止状態では、K^+コンダクタンスが最も大きいため、細胞外の溶液のK^+の濃度を変えることで静止膜電位は変わる。細胞内外の溶液のK^+の濃度の比が、静止電位を決める最も大きい要因となっている。

正解 ▶ C

問題 9　難易度 | ★★☆

静止状態にある興奮性細胞の膜電位が脱分極側に変化するのはどの場合か。

A. 細胞外液のCl^-濃度の増大
B. 細胞外液のK^+濃度の増大
C. 細胞外液のNa^+濃度の減少
D. K^+の透過係数の増大
E. Na^+の透過係数の減少

解説 興奮性細胞の膜電位は、Goldman-Hodgkin-Katz（ゴールドマン - ホジキン - カッツ）の式で求めることができる。ここで細胞膜を透過するイオンがNa^+、K^+、Cl^-のみと仮定すると、膜電位 E_m は以下のように求められる。

$$E_m = \frac{RT}{F} \ln \frac{P_K[K^+]_o + P_{Na}[Na^+]_o + P_{Cl}[Cl^-]_i}{P_K[K^+]_i + P_{Na}[Na^+]_i + P_{Cl}[Cl^-]_o}$$

A、Cでは自然対数内の数値は小さくなり、よって膜電位は過分極方向に変化することになる。Bでは自然対数内の数値は大きくなり、よって膜電位は脱分極側に変化する。また、K^+の透過係数の増大により膜電位はK^+の平衡電位に近づく。すなわち、K^+の平衡電位は静止電位より過分極側にあるため過分極方向に変化することになる。Na^+の透過係数の減少により膜電位はNa^+の平衡電位から遠ざかる。すなわち、Na^+の平衡電位は静止電位より脱分極側にあるためより過分極方向に変化する。

正解 ▶ B

問題 10　難易度 | ★☆☆

体液の浸透圧受容器の部位はどれか。

A. 大脳皮質
B. 視床下部
C. 下垂体後葉
D. 咽頭部
E. 頸動脈小体

解説 自律機能の中枢であり、抗利尿ホルモン（antidiuretic hormone；ADH、バソプレシン）を生成する神経細胞体が位置する視床下部において体液の浸透圧は感知されている。

正解 ▶ B

A 個体の構成と機能

●イオンチャネル、ポンプ、受容体、酵素

問題 11 難易度 | ★☆☆

イオンチャネルをイオンが透過するための主な駆動力はどれか。

A. ATP
B. 拡　散
C. 浸透圧
D. 濾過圧
E. 電気化学的勾配

解説 イオンチャネルをイオンが透過するための主な駆動力は、細胞内外のイオン濃度差およびそれによって生じる電位差、すなわち電気化学的勾配である。

正解 ▶ E

問題 12 難易度 | ★★☆

ニコチン性アセチルコリン受容体について正しいのはどれか。

A. pH受容体である。
B. 細胞内受容体である。
C. 酵素共役型受容体である。
D. Gタンパク質共役型受容体である。
E. イオンチャネル内蔵型受容体である。

解説 細胞膜にある受容体（細胞膜受容体）には、イオンチャネル内蔵型受容体、Gタンパク質共役型受容体、酵素共役型受容体などがある。ニコチン性アセチルコリン受容体は、イオンチャネル内蔵型受容体である。神経筋接合部ではアセチルコリンが結合するとチャネルが開口し、Na^+とK^+の透過性が上昇して終板電位（EPP）が発生する。

正解 ▶ E

問題 13 難易度 | ★★☆

核内受容体のリガンドはどれか。

A. インスリン
B. アドレナリン
C. 成長ホルモン
D. アセチルコリン
E. アルドステロン

解説 受容体に特異的に結合する物質をリガンドと呼び、リガンドのうち促進作用をもつものをアゴニスト（作動薬）、抑制作用をもつものをアンタゴニスト（拮抗薬）と呼ぶ。核内受容体のリガンドには、コルチゾール、エストロゲン、アルドステロンなどのステロイドホルモン、甲状腺ホルモン、ビタミンD、レチノイン酸などがある。インスリン、アドレナリン、成長ホルモン、アセチルコリンは細胞膜受容体に結合するリガンドである。

正解 ▶ E

●能動・受動輸送

問題 14
難易度 | ★☆☆

脂質二重層膜の透過性が最も低いのはどれか。

A. 酸素
B. 尿素
C. 二酸化炭素
D. エタノール
E. グルコース

解説 脂質二重層膜は、主にリン脂質でできた分子が密に集まった膜であり、水、酸素、二酸化炭素、尿素など、小さな分子のみ透過できる。イオンや大きな水溶性分子の輸送には、主にイオンチャネル、ポンプ、担体（キャリア）、サイトーシス（エンドサイトーシス、エクソサイトーシス）などが関与する。

正解 ▶ E

問題 15
難易度 | ★☆☆

酸素や二酸化炭素が細胞膜を透過する主な方法はどれか。

A. 拡散
B. 共輸送
C. 交換輸送
D. 能動輸送
E. エンドサイトーシス

解説 酸素や二酸化炭素は、主に脂質二重層を通じた拡散によって細胞膜を透過する。

正解 ▶ A

問題 16
難易度 | ★☆☆

Na^+-K^+ ATPase（Na^+-K^+ポンプ）が停止したときに起こる現象はどれか。

A. 細胞内 K^+ 濃度の低下
B. 細胞内 Na^+ 濃度の低下
C. 細胞内液浸透圧濃度の低下
D. 心筋細胞内 Ca^{2+} 濃度の低下
E. 小腸の上皮細胞内グルコース濃度の上昇

解説 Na^+-K^+ ATPase（Na^+-K^+ポンプ）は、ATPを加水分解するATPase活性をもち、そのエネルギーを用いて細胞内のNa^+を細胞外に、細胞外のK^+を細胞内に能動的に輸送している。このポンプが停止すれば、細胞内のK^+濃度の低下が生じる。このときNa^+濃度は上昇する。

正解 ▶ A

A 個体の構成と機能

●分泌と吸収

問題 17　難易度 ★☆☆

エクソサイトーシスによるのはどれか。

A. 神経伝達物質の放出
B. 小腸におけるグルコースの取り込み
C. 上皮細胞における Na^+ の取り込み
D. 筋小胞体における Ca^{2+} の取り込み
E. 近位尿細管での管腔側への H^+ の放出

解説 神経伝達物質は、シナプス前ニューロンを伝導してきた活動電位によってシナプス前膜の電位依存性 Ca^{2+} チャネルが開口することで、エクソサイトーシスによってシナプス間隙に放出される。小腸におけるグルコースの取り込みは Na^+-グルコース共輸送体（SGLT1）による。筋小胞体における Ca^{2+} の取り込みは Ca^{2+} ポンプによる。近位尿細管での管腔側への H^+ の放出は Na^+-H^+ 交換体（NHE3）による。

正解 ▶ A

問題 18　難易度 ★★☆

エンドサイトーシスによって取り込まれる物質はどれか。

A. K^+
B. LDL
C. 脂肪酸
D. ガラクトース
E. 中性アミノ酸

解説 被覆小胞による細胞内への取り込みに関する問題。low density lipoprotein（LDL）は細胞内にコレステロールを供給する。肝臓など多くの細胞は受容体介在性のエンドサイトーシスによって LDL を細胞内に取り込む。この LDL 受容体は家族性高コレステロール血症では欠損している。K^+ は Na^+-K^+ ポンプによって、ガラクトース、中性アミノ酸は担体によって、脂肪酸はミセルの形で細胞内に取り込まれる。

正解 ▶ B

● 細胞接着

問題 19　矢印に示す上皮細胞間の結合に関与する細胞接着分子はどれか。

難易度 | ★★☆

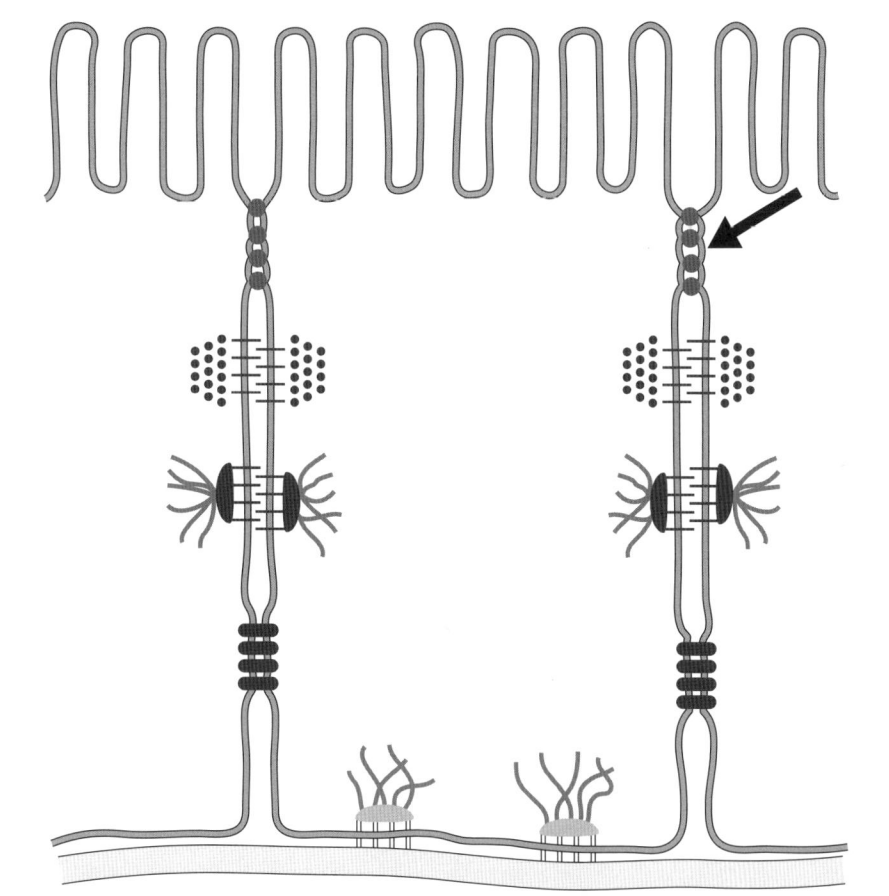

- A. インテグリン
- B. カドヘリン
- C. カベオリン
- D. クローディン
- E. デスモグレイン

解説　上皮細胞の細胞－細胞間結合には、主に密着結合（tight junction）、接着結合（adherens junction）とデスモゾームがある。図は、上皮細胞の最も頂端側に存在する密着結合である。密着結合は、粘膜などにおいて、上皮細胞間の物質の通過を防ぐ機能を有する。密着結合に関与する細胞接着分子はクローディンである。カドヘリンは密着結合の直下にある接着結合（接着帯ともいう）、デスモグレインはデスモゾームにそれぞれ関与する細胞接着分子である。インテグリンは主にヘミデスモゾームと呼ばれる細胞－細胞基質間接着に関与する接着分子である。カベオリンは、細胞接着分子ではなく、エンドサイトーシスに関与する分子である。

正解 ▶ D

Ⅲ. 細胞骨格と細胞運動

●細胞骨格のタンパク質

問題 20 難易度 | ★★☆

遺伝子の変異により皮膚に水疱を生じることのある細胞骨格を構成するタンパク質はどれか。

A. ラミン
B. ケラチン
C. デスミン
D. ビメンチン
E. ニューロフィラメント

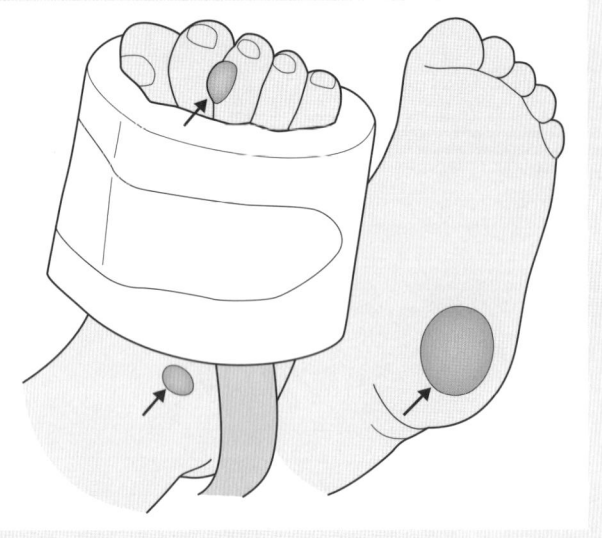

解説 中間径フィラメントの構成タンパク質のケラチンは遺伝子変異により単純性先天性表皮水疱症を起こすことがある。他の選択肢もすべて中間径フィラメントの構成タンパク質であるが、デスミンは筋細胞に、ニューロフィラメントは神経細胞に、ラミンは核膜の内側の核ラミナと呼ばれる核膜を補強する構造に、ビメンチンは主に間葉由来組織に多く発現している。いずれも水疱症とは無関係である。

正解 ▶ B

●アクチンフィラメントと細胞運動

問題 21 難易度 | ★★★

移動する細胞においてアクチンの重合・脱重合をリアルタイムで観察した。その結果を示す。正しいのはどれか。

A. 重合反応は核膜付近で最も活発だった。
B. 脱重合反応は移動する細胞の後部で最も活発だった。
C. 糸状仮足の伸展速度は重合・脱重合速度に反比例していた。
D. サイトカラシンで重合を阻害したが細胞運動は停止しなかった。
E. 葉状仮足と糸状仮足におけるアクチンフィラメントの立体構造は等しかった。

解説 細胞移動ではアクチンの重合・脱重合が繰り返される。脱重合は細胞後部で生じ、先導部に輸送され重合する。細胞移動は葉状仮足や糸状仮足の連続的な伸長・退縮の繰り返しにより生じる。伸長・退縮速度はアクチンの重合・脱重合反応速度に依存する。そのためサ

イトカラシンによる重合阻害で細胞移動は停止する。また、アクチンフィラメントには数多くの結合タンパク質が結合し、立体構造を形成する。葉状仮足と糸状仮足ではアクチンフィラメントは異なったタンパク質と結合するため立体構造が異なる。

正解 ▶ B

問題 22　難易度 ★★☆

アクチンフィラメントはある種のタンパク質によって架橋され、平行な束状配列をとることが知られている。架橋された平行なアクチンフィラメント束中でⅡ型ミオシンが結合できないのはどれか。

A. ARP 複合体
B. α-アクチニン
C. スペクトリン
D. フィラミン
E. フィンブリン

解説 細胞内のアクチンフィラメントは網状または束状構造をとる。安定した構造をとるにはタンパク質による架橋が必要である。架橋により平行な束状のアクチンフィラメントを作るのはα-アクチニンとフィンブリンである。また、Ⅱ型ミオシンが結合できないのは、配列したアクチンフィラメント間の距離が狭すぎ、間に入れないためである。フィンブリンの場合はフィラメント間の距離が約 14 nm とα-アクチニンの約 30 nm よりずっと短く、Ⅱ型ミオシンが作用しえない。

正解 ▶ E

● 細胞内輸送システム

問題 23　難易度 ★★☆

ラットに 24 時間の水分摂取制限を行い、集合管におけるアクアポリン 2（AQP2）のタンパク質および mRNA の発現と局在変化を組織的に観察した。増加がみられるのはどれか。

A. AQP2 mRNA 量
B. AQP2 タンパク質量
C. AQP2 タンパク質の管腔膜局在
D. 脱リン酸化 AQP2 タンパク質の割合
E. AQP2 タンパク質の細胞内小胞膜局在

解説 アクアポリン 2（AQP2）は抗利尿ホルモン（ADH、バソプレシン）感受性水チャネルで、腎集合管に発現する。水チャネルの水透過性調節は開閉ではなく細胞内局在の変化による。水制限は体液浸透圧を上昇させ ADH 分泌を促進する。ADH は基底膜の V2 受容体と結合し、cAMP と protein kinase A を介し AQP2 をリン酸化する。すると膜に AQP2 を含む細胞内小胞の分泌が生じ AQP2 が管腔膜へ移動する。その結果、水透過性が亢進する。

正解 ▶ C

A 個体の構成と機能

●微小管

問題 24 難易度 | ★ ☆ ☆

微小管がチューブリン二量体の付加により伸長する場合、伸長速度の遅い端が位置しているのはどれか。

A. 中心体近傍
B. 軸索の遠位端
C. 線毛の頂端側
D. 星状体の細胞膜近傍
E. 染色体の動原体付近

解説 微小管には重合速度の早いプラス端と遅いマイナス端があり、微小管は極性をもった構造である。軸索内微小管の遠位端、線毛の芯をつくる微小管の頂端側、細胞分裂の際にみられる星状体微小管の細胞膜側、動原体微小管の動原体側は重合速度の速いプラス端であり、中心体近傍の微小管端が重合速度の遅いマイナス端である。

正解 ▶ A

2 組織・各臓器の機能

Ⅰ. 組織・各臓器の構造と機能

● 上皮組織と腺

問題 25 難易度 | ★☆☆

上皮の機能で正しいのはどれか。
A. 収縮する。
B. 体形を維持する。
C. 分泌や吸収をする。
D. 活動電位を発生する。
E. 体内に侵入した異物を捕食する。

解説 体の組織は、神経、筋肉、結合組織、上皮組織に大別される。神経は活動電位を発生し情報の伝導と伝達に関係し、筋肉は収縮することで運動に関係する。結合組織は体形の維持に関係する。分泌や吸収に関係するのが上皮である。

正解 ▶ C

問題 26 難易度 | ★★★

腸管上皮が矢印の方向に向かって Na^+ の輸送を行っている。このとき、正しいのはどれか。
A. 1は能動輸送を行う。
B. 1はイオンチャネルである。
C. 1は濃度勾配に逆らった輸送を行う。
D. 2は受動輸送を行う。
E. 2はイオンチャネルである。

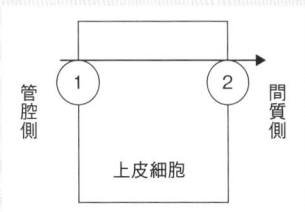

解説 上皮は頂側と側底側とで極性分化している。Na^+ 輸送の方向から極性の分化を構成する分子とその機能を図の1、2と対応づけて考えることができるかどうかを問う問題である。Na^+ は頂側の Na^+ チャネルを通って濃度勾配に従い（受動的に）細胞内に入る。入った Na^+ は側底側の Na^+-K^+-ATPase が ATP を消費して能動的に細胞外に Na^+ を汲み出すことにより側底側に輸送される。

正解 ▶ B

A 個体の構成と機能

●支持組織と細胞間質

問題 27 難易度 ★★☆

細胞外マトリックスを構成する主要な高分子はどれか。
A. アクチン
B. ケラチン
C. チューブリン
D. フィブリノゲン
E. プロテオグリカン

解説 細胞を取り囲む細胞外マトリックスは多様な高分子物質から構成されるが、主成分はタンパク質と多糖類が結合したプロテオグリカンである。

正解 ▶ E

問題 28 難易度 ★★☆

骨形成を促進させるのはどれか。
A. 閉経
B. 破骨細胞
C. 無重力状態
D. 成長ホルモン
E. 副甲状腺ホルモン

解説 骨基質はコラーゲン線維を主体とした間質にカルシウム塩が沈着したもので、骨形成を司る骨芽細胞と骨吸収を行う破骨細胞の働きのバランスによってリモデリングが行われる。この過程は多様な因子によって調節されている。成長期には、成長ホルモンは骨端軟骨細胞の増殖を促し骨形成を促進させる。副甲状腺ホルモンは骨吸収を促進させる。

正解 ▶ D

問題 29 難易度 ★☆☆

プロテオグリカンを分泌する主な細胞はどれか。
A. 脂肪細胞
B. 樹状細胞
C. 肥満細胞
D. 線維芽細胞
E. マクロファージ

解説 すべて結合組織に存在する細胞であり、それぞれに特有の機能をもっている。プロテオグリカン、コラーゲン、エラスチンなどの細胞間質成分を合成し、分泌する主な細胞は線維芽細胞である。

正解 ▶ D

● 血管とリンパ管の微細構造

問題 30　難易度 | ★☆☆

血管・リンパ管とその微細構造の組み合わせについて局在が認められないのはどれか。

A. リンパ管　——————　逆流防止弁
B. 毛細血管　——————　弾性線維
C. 脳内の血管　——————　有窓型毛細血管
D. メタ細動脈　——————　平滑筋
E. 毛細血管動脈側　——————　前毛細血管括約筋

解説　リンパ管には弁が存在し、逆流を防いでいる。脳内の毛細管の大部分は連続性毛細血管であるが、下垂体や松果体などの内分泌組織の毛細血管は有窓型ないし不連続型である。メタ細動脈には平滑筋細胞が存在し、これが収縮することで血流量を調節している。前毛細血管括約筋は動脈側に存在して、真毛細血管への血流を調節している。

正解 ▶ B

● 神経組織の微細構造

問題 31　難易度 | ★☆☆

ゴルジの鍍銀染色法で観察した神経細胞である。この細胞が存在する部位はどれか。

A. 大脳皮質
B. 海馬
C. 嗅脳
D. 小脳
E. 脊髄

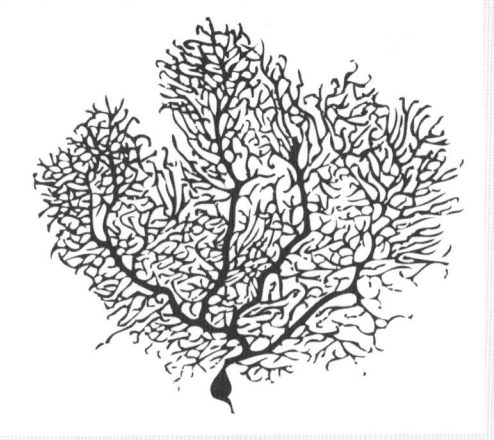

(Bloom and Fawcett : A Textbook of Histology, 12th ed, Chapman & Hall, 1994 より引用)

解説　プルキンエ細胞は小脳機能の中核を担う。登上線維、苔状線維からの大量の入力を受けるため、樹状突起が著しく発達しているのが特徴であり、その形態的特徴の生理学的意義を理解しているのが望ましい。

正解 ▶ D

A 個体の構成と機能

問題 32

難易度 | ★ ☆ ☆

シナプス後電位を活動電位に変換する部位はどこか。

- A. 樹状突起
- B. 軸索小丘
- C. シナプス前膜
- D. シナプス後膜
- E. ランビエ絞輪

解説 シナプス後電位は、シナプス後膜に生じる脱分極性あるいは過分極性の電位変化である。シナプス後電位は時間的加重、空間的加重を受け、軸索小丘で活動電位の発生および発生頻度に変換される。

正解 ▶ B

問題 33

難易度 | ★ ★ ☆

図は中枢神経のシナプスの電子顕微鏡像である。この構造体について正しいのはどれか。

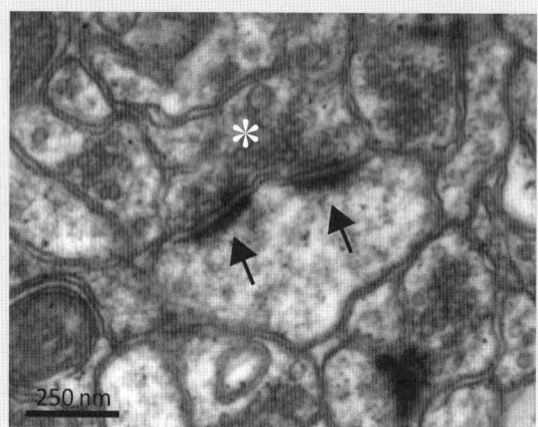

- A. ＊領域の細胞膜には電位依存性 Ca^{2+} チャネルが濃縮している。
- B. 神経伝達物質は矢印で示された細胞膜を通過して情報を伝える。
- C. 活動電位が＊領域の細胞膜に到達すると、小胞から Ca^{2+} が放出される。
- D. 神経伝達物質放出時に＊領域の細胞膜と、矢印で示された細胞膜が融合する。
- E. 矢印で示された細胞膜では主に電位依存性 Na^+ チャネルの機能が重要である。

解説 ＊は神経伝達物質を含むシナプス小胞が多数存在していることからシナプス前細胞の軸索末端（神経終末）を示している。神経終末細胞膜には電位依存性 Ca^{2+} チャネルが濃縮しており、活動電位の到達により開口し、細胞外から Ca^{2+} を流入させる。これにより、シナプス小胞と細胞膜の融合が起こり、シナプス小胞から神経伝達物質がシナプス間隙に放出される。一方、矢印部はシナプス後細胞のシナプス後膜を示している。神経終末から放出された神経伝達物質はシナプス後膜上の神経伝達物質受容体（主にイオンチャネル内蔵型）と結合し、これを開口させる。その結果、イオンが流入してシナプス後細胞の膜電位を変化させる。

正解 ▶ A

●骨格筋、心筋、平滑筋の構造と機能

問題34 難易度 | ★★☆

骨格筋について正しいのはどれか。
A. アクチンはATPase活性をもつ。
B. 速筋線維は解糖系の酵素活性が高い。
C. 速筋線維はミオグロビンの含有量が多い。
D. ATPが枯渇すると骨格筋に強縮が生じる。
E. 速筋線維はグリコーゲンの含有量が少ない。

解説 筋収縮の中心的役割を果たすモータータンパク質であるミオシンはATPase活性をもち、ATP加水分解により発生する自由エネルギーを用いてアクチンと相互作用し、力を発生する。アクチンにはミオシンのATPase活性を促進する作用はあるが、ATPase活性そのものはない。
速筋線維はミオグロビンの含有量が少なく白く見えるので、白筋と呼ばれる。解糖系の酵素活性が高く、筋肉内に貯えられたグリコーゲンを使って酸素のない状態でも瞬時に力を発揮する（無酸素運動）ことができる。したがって収縮は速く強いが、疲労しやすい。遅筋線維は赤く見えるので、赤筋と呼ばれる。血中に存在するグルコースや遊離脂肪酸を利用して運動（有酸素運動）し続けることができる。
ATPが枯渇し、ミオシン頭部がアクチンに結合して力を発生した後、解離せず、結合したままの状態のことを硬直という。骨格筋が頻回刺激によって、収縮の加重が生じて、筋の強縮がみられる。

正解 ▶ B

問題35 難易度 | ★☆☆

骨格筋組織について正しいのはどれか。
A. 収縮力は全か無かの法則に従う。
B. 自律神経により収縮が制御される。
C. ペースメーカーの興奮により収縮する。
D. ギャップ結合により細胞間を興奮を伝播する。
E. ニコチン性アセチルコリン受容体が存在する。

解説 A～Dは心筋組織にはあてはまるが、骨格筋組織にはあてはまらない。多くの筋線維の集合である骨格筋組織の収縮力は刺激の強さによって段階的に変わる。骨格筋の収縮は体性運動神経によって支配されている。運動神経と筋の接合部（終板）には、ニコチン性アセチルコリン受容体があり、運動神経末端から放出されたアセチルコリンにより活動電位が発生する。

正解 ▶ E

問題36 難易度 | ★★☆

筋紡錘を支配するIa群線維の活動電位発生頻度を増加させるのはどれか。
A. α運動ニューロン刺激による等尺性収縮
B. α運動ニューロン刺激による等張性収縮
C. γ運動ニューロン刺激による等尺性収縮
D. Ib群線維刺激による筋弛緩
E. 筋弛緩時の筋長短縮

解説　筋紡錘は筋の伸展度と伸展速度を受容する骨格筋の感覚受容器である。その求心性線維には一次終末を形成するIa群線維と二次終末を形成するⅡ群線維がある。一方、錘内筋線維はγ運動ニューロン、錘外筋線維はα運動ニューロンで遠心性に支配される。α運動ニューロンが刺激されて錘外筋のみ短縮すると、筋紡錘はゆるみ、Ia群線維は活動電位の発生を中止する。筋長を一定にしてγ運動ニューロンが刺激されると、錘内筋が等尺性収縮して一次終末が伸展され、Ia群線維の活動電位発生頻度は増加する。

正解 ▶ C

問題 37　難易度 ★★☆

薬物とその作用の組み合わせで正しいのはどれか。

A. ニコチン────────────骨格筋の収縮
B. アトロピン───────────心筋収縮力の低下
C. フェニレフリン──────────血管平滑筋の弛緩
D. プロプラノロール─────────心筋収縮力の増大
E. イソプロテレノール────────気管支平滑筋の収縮

解説　骨格筋は神経筋接合部にニコチン性受容体をもち、この作動薬により収縮する。一方、心筋はβ₁受容体とムスカリン性受容体をもち、これらの作動薬はそれぞれ収縮力の増大と減少を引き起こす。アトロピンはムスカリン受容体拮抗薬、プロプラノロールはβ受容体拮抗薬である。また、血管平滑筋はα受容体（α₁、α₂）、気管支平滑筋はβ₂受容体をもち、これらの作動薬はそれぞれ収縮と弛緩を引き起こす。フェニレフリンはα受容体作動薬、イソプロテレノールはβ受容体作動薬である。各筋組織のアドレナリン受容体、アセチルコリン受容体のサブタイプ、およびその作動薬、拮抗薬を知っていれば解ける問題である。

正解 ▶ A

問題 38　難易度 ★☆☆

平滑筋は血管、消化管、気管など内臓器官の収縮に関わっている。収縮機構について正しいのはどれか。

A. 筋小胞体が存在しない。
B. アクチンは収縮に関与しない。
C. 腸管平滑筋では活動電位が発生しない。
D. 筋収縮にミオシンのリン酸化が関与する。
E. ミオシン軽鎖キナーゼはトロポニンによって活性化される。

解説　平滑筋の中には活動電位を発生しないものもあるが、消化管では電位依存性Ca^{2+}チャネルによる活動電位が発生する。骨格筋と同様にアクチン、ミオシンフィラメントを有し、ミオシンのリン酸化によって両フィラメントの相互作用が起こる。骨格筋や心筋のように発達してはいないが、カルシウムを貯蔵する筋小胞体が存在する。ミオシン軽鎖キナーゼはCa^{2+}-カルモジュリン複合体によって活性化される。平滑筋におけるトロポニンの役割は明確にされていない。

正解 ▶ D

3 個体の調節機構とホメオスタシス

I. 情報伝達の基本

●情報伝達の種類と機能

問題 39 難易度 | ★☆☆

電気シナプス伝達を可能にしている構造はどれか。

A. 髄鞘
B. ギャップ結合
C. シナプス小胞
D. シナプス前膜
E. ランビエ絞輪

解説 髄鞘、ランビエ絞輪は興奮の伝導に関わる構造である。電気シナプスではギャップ結合によって、電流が隣接細胞の膜を横切って流れる。化学シナプス伝達の際、神経伝達物質はシナプス小胞に貯蔵され、シナプス前膜と融合したのち放出される。

正解 ▶ B

問題 40 難易度 | ★★☆

眼瞼下垂と四肢の筋力低下が出現し、重症筋無力症を疑ってエドロホニウム（テンシロン）を投与した。投与直後一過性に眼がパッチリと開き、筋力の改善が認められた。症状改善をきたす薬物の作用機序で正しいのはどれか。

A. 動眼神経の脱髄
B. アセチルコリン受容体の遮断
C. 神経筋接合部でのアセチルコリンの分解抑制
D. 神経筋接合部でのアセチルコリンの分泌抑制
E. 運動ニューロンに対する興奮性シナプスの遮断

解説 重症筋無力症は神経筋接合部のシナプス後膜に存在するニコチン性アセチルコリン受容体に対する自己抗体により神経筋伝達が障害される自己免疫疾患である。コリンエステラーゼ阻害薬によりアセチルコリンの分解が抑制され、一過性に筋力が回復する。重症筋無力症を知らなくとも、筋力の低下および回復する機序を考えさせる問題。

正解 ▶ C

A 個体の構成と機能

問題 41 難易度 | ★★☆

腸管平滑筋を収縮させる情報伝達系について正しいのはどれか。

A. プロテインキナーゼ A の活性化
B. IP₃ による小胞体からの Ca²⁺ 放出の増大
C. 腸内神経叢神経終末からのアドレナリン分泌
D. G タンパク質によるアデニル酸シクラーゼの不活性化
E. 細胞膜上のニコチン性アセチルコリン受容体からの Na⁺ 流入

解説 腸内神経叢の興奮性神経終末から放出されるアセチルコリンは、腸管平滑筋細胞膜上の G タンパク質共役型受容体であるムスカリン性アセチルコリン受容体（M₃）に結合する。アセチルコリンが結合した M₃ 受容体は、三量体 G タンパク質を活性化し、ホスホリパーゼ C を活性化する。活性化ホスホリパーゼ C は細胞膜イノシトールリン脂質から IP₃ とジアシルグリセロールを生成する。IP₃ は、小胞体から Ca²⁺ イオン放出を誘発する。細胞質内 Ca²⁺ イオンの上昇によって活性化される Ca²⁺ 依存的キナーゼの作用により、アクチン・ミオシン系の収縮が起こる。受容体の種類や受容体に共役する三量体 G タンパク質の種類によって、異なる細胞内情報伝達系が駆動することを理解する。

正解 ▶ B

●受容体による情報伝達

問題 42 難易度 | ★☆☆

膜受容体の情報伝達について正しい組み合わせはどれか。

A. GABA 受容体――――――――チロシンキナーゼ型
B. NMDA 型グルタミン酸受容体――G タンパク質共役型
C. アドレナリン α 受容体――――――イオンチャネル内蔵型
D. インスリン受容体――――――――イオンチャネル内蔵型
E. ドーパミン受容体――――――――G タンパク質共役型

解説 膜受容体を介する情報伝達には、イオンチャネル内蔵型（ニコチン性アセチルコリン受容体、NMDA 受容体、GABA 受容体など）、G タンパク質共役型（アドレナリン α、β 受容体、ドーパミン受容体など）、チロシンキナーゼ（酵素）型（インスリン受容体、NGF 受容体、EGR 受容体など）の 3 タイプがある。NMDA 型グルタミン酸受容体はイオンチャネル内蔵型、インスリン受容体は酵素（チロシンキナーゼ）共役型、ドーパミン受容体、アドレナリン α 受容体は G タンパク質共役型である。GABA 受容体には G タンパク質共役型とイオンチャネル内蔵型がある。

正解 ▶ E

問題 43 難易度 | ★★☆

イオンチャネル内蔵型の受容体について正しいのはどれか。

A. イオンの通過には ATP を必要とする。
B. 受容体中央の小孔は常に開いている。
C. GABA 受容体は陰イオンを通過させる。
D. NMDA 受容体は陰イオンを通過させる。
E. 陽イオンを通過させる受容体は細胞を過分極させる。

解説 イオンチャネル内蔵型の受容体としては、ニコチン性アセチルコリン受容体、NMDA および AMPA 型グルタミン酸受容体（以上、陽イオンチャネル型）、GABA 受容体、グリシン受容体（以上、陰イオンチャネル型）などが有名である。4〜5 個のサブユニットからなる受容体分子の中央には小孔があり、通常閉じている。グルタミン酸などのリガンドが受容体に結合すると、小孔がすばやく開く。イオンの通過には、他のイオンチャネルと同様に ATP を必要としない。また陽イオンの通過により、細胞は脱分極し、陰イオンの通過により過分極する。

正解 ▶ C

問題 44　難易度｜★★☆

受容体に共役する G タンパク質を介した情報伝達系の特徴として正しいのはどれか。
A. GTP 結合型αサブユニットと効果器の結合は永続的である。
B. G タンパク質と共役する受容体はイオンチャネル活性をもつ。
C. GTP 結合型αサブユニットはアデニル酸シクラーゼを抑制しない。
D. βγサブユニットは GTP 結合型αサブユニットと解離して機能する。
E. G タンパク質のαβγサブユニットは低分子量 G タンパク質に属する。

解説 受容体は 3 種（G タンパク質共役型、イオンチャネル内蔵型、酵素型）に分類できる。G タンパク質共役型は 7 回膜貫通型膜タンパク質であり、細胞内領域で三量体 G タンパク質（αβγ）と結合している。αサブユニットに結合した GDP は、リガンド結合受容体により、GTP への交換反応が促進される。GTP 結合型αサブユニットとβγサブユニットは解離してそれぞれが効果器に作用する。αサブユニットはアデニル酸シクラーゼやホスホリパーゼ C を効果器とする。三量体 G タンパク質には、αサブユニットの種類により、アデニル酸シクラーゼの例のように、活性化する場合と抑制する場合がある。αサブユニットは、自身が有する GTP 分解酵素活性により GTP を GDP へと分解し、効果器から解離する。つまり、αサブユニットの活性化は一過的（数秒）である。

正解 ▶ D

問題 45　難易度｜★★☆

G タンパク質の活性化が持続する状態を引き起こす原因について正しいのはどれか。
A. 細胞内 GDP 濃度の増加
B. αサブユニットの GDP-GTP 交換反応の低下
C. αサブユニットの GTP 分解酵素活性の低下
D. βγサブユニット量の減少
E. ATPase の活性化

解説 細胞が適切に細胞外シグナルに応答するためには、G タンパク質を活性化（オン）する機構のみでなく、オフにする機構も重要である。リガンド結合受容体は三量体 G タンパク質αサブユニットの GDP に対する親和性を弱めて GDP を解離させる。その結果、細胞質内の濃度が GDP よりはるかに高い GTP 分子に置き換わり、G タンパク質が活性化され、αサブユニットは効果器に結合する。αサブユニットは GTP 分解酵素活性を有し、結合している GTP を加水分解して GDP に戻すため、通常、この活性化は一過性である。GDP 結合型となったαサブユニットは、効果器から解離し、βγサブユニットと再結合して、受容体と結合し、次のリガンド結合に備える。コレラ毒素は、小腸上皮細胞のαサブ

21

ユニット（Gαs）のGTP分解酵素活性を低下させ、αサブユニットを活性化状態のままにする。

正解 ▶ C

● 細胞内情報伝達

問題 46 難易度 | ★ ★ ☆

細胞内情報伝達について正しいのはどれか。

A. サイトカイン受容体は核に存在する。
B. Gタンパク質には一量体型と二量体型がある。
C. cAMPはプロテインキナーゼAを活性化する。
D. IP_3は直接細胞外からのCa^{2+}の流入を促進する。
E. ジアシルグリセロール（DG）はプロテインキナーゼGを活性化する。

解説 受容体刺激によるGsの活性化は、アデニル酸シクラーゼの活性化をもたらし、細胞内でのATPからcAMPが産生される。サイトカイン受容体は細胞膜に存在する。Gタンパク質には一量体型と三量体型がある。IP_3は細胞内Ca^{2+}貯蔵部位からのCa^{2+}を放出させる。DGはプロテインキナーゼCを活性化する。

正解 ▶ C

問題 47 難易度 | ★ ★ ★

細胞内情報伝達物質について正しいのはどれか。

A. cAMPはコリンエステラーゼにより5'AMPに分解される。
B. cAMPはアデニル酸シクラーゼによりATPから生成される。
C. 一酸化窒素（NO）はNO合成酵素によりアデノシンから生成される。
D. IP_3はグアニル酸シクラーゼによりイノシトールリン脂質から生成される。
E. ジアシルグリセロールはホスホリパーゼA_2によりトリアシルグリセロールから生成される。

解説 細胞内情報伝達を担う物質の生合成について問う問題。ジアシルグリセロールならびにIP_3は、ホスホリパーゼCによりイノシトールリン脂質から生成される。NOはアルギニンから生成される。NOは、受容体を介さず直接グアニル酸シクラーゼを活性化する。

正解 ▶ B

問題 48 難易度 | ★ ★ ☆

細胞内情報伝達について正しいのはどれか。

A. ホスホジエステラーゼはcAMPを合成する。
B. 低分子量GタンパクRasは主に小胞輸送を制御する。
C. リン酸化酵素の基質はリン酸化酵素以外のタンパク質である。
D. ホルモン1分子の情報は細胞内で増幅を受けることはなく1情報として伝わる。
E. 細胞膜を構成する脂質の一部は代謝を受けてセカンドメッセンジャーとして機能する。

解説 cAMPを合成触媒するのは、アデニル酸シクラーゼである。ホスホジエステラーゼはセ

カンドメッセンジャー cAMP を加水分解して情報伝達を遮断する。低分子量 G タンパク質 Ras は主に細胞の分化・増殖を制御する。小胞輸送を制御する低分子量 G タンパク質は Rab である。リン酸化酵素はしばしば別のリン酸化酵素をリン酸化し（リン酸化カスケード）、情報を伝えていくことがある。ホルモン分子の情報は受容体との結合の後、セカンドメッセンジャーやリン酸化反応を介して増幅されつつ細胞内に伝達される。ジアシルグリセロール（DG）は細胞膜脂質である PIP2 がホスホリパーゼ C により分解されて生じるセカンドメッセンジャーとして機能する。

正解 ▶ E

● カルシウムイオンの役割

問題 49 難易度 | ★ ☆ ☆

刺激を受けていない一般的な細胞の細胞内 Ca^{2+} 濃度について正しいのはどれか。

A. 10^{-3} M 以下
B. 10^{-4} M 以下
C. 10^{-5} M 以下
D. 10^{-6} M 以下
E. 10^{-7} M 以下

解説 非興奮時の Ca^{2+} 濃度は 10^{-7} M 以下に保たれている。

正解 ▶ E

問題 50 難易度 | ★ ☆ ☆

生体内カルシウムについて正しいのはどれか。

A. カルシウムは主にイオン化した状態で存在する。
B. カルシウムは体内に最も多く含まれる金属元素である。
C. カルシウムの腸管からの吸収にはビタミン C が関与している。
D. 血中カルシウムイオンの大部分はヘモグロビンと結合している。
E. 細胞内カルシウムイオン濃度は細胞外のカルシウムイオン濃度より高い。

解説 生体内カルシウムについての基本知識を問う問題。カルシウムは体内に最も多く含まれる金属元素で、大部分は骨に沈着して存在する。細胞内カルシウムイオン濃度は約 100 nM で、細胞外のカルシウムイオン濃度 約 1 ～ 2 mM に比してはるかに少ない。カルシウムの腸管からの吸収には、ビタミン D が重要である。

正解 ▶ B

問題 51 難易度 | ★ ★ ★

細胞内の Ca^{2+} 濃度を低下させる働きを担うのはどれか。

A. IP_3 受容体
B. NMDA 受容体
C. Na^+-Ca^{2+} 交換系
D. リアノジン受容体
E. 電位依存性 Ca^{2+} チャネル

A 個体の構成と機能

> **解説** 細胞内 Ca^{2+} 濃度を制御している受容体の機能について問う問題。Na^+-Ca^{2+} 交換系は Ca^{2+} を細胞外に汲み出して細胞内濃度を低く保つ働きをする場合がある。電位依存性 Ca^{2+} チャネル、NMDA 受容体は細胞外からの Ca^{2+} 流入を起こすことにより、リアノジン受容体、IP_3 受容体は細胞内の Ca^{2+} 貯蔵部位から Ca^{2+} を放出させることにより、細胞内の Ca^{2+} 濃度を上昇させる。

正解 ▶ C

問題 52 難易度 | ★ ☆ ☆

細胞内の Ca^{2+} の働きについて正しいのはどれか。
A. 細胞内 Ca^{2+} は常時一定濃度で維持されている。
B. 細胞内 Ca^{2+} は主にミトコンドリアで貯蔵されている。
C. リアノジン受容体は核内 Ca^{2+} 濃度の調節を行っている。
D. 細胞内 Ca^{2+} は Ca^{2+} チャネルにより細胞外液より低く維持される。
E. プロテインキナーゼ C の活性化には Ca^{2+} とジアシルグリセロールが必要である。

> **解説** 細胞内 Ca^{2+} は Ca^{2+} ポンプの働きにより細胞外や小胞体内の Ca^{2+} 濃度より格段に低く維持されている（10^{-7}M）。刺激のない状態では、細胞内 Ca^{2+} は小胞体内に貯蔵されているが、小胞体上のリアノジン受容体が IP_3 により活性化されると、細胞内 Ca^{2+} 濃度は急激に上昇し、さまざまな生物反応の引き金となる。プロテインキナーゼ C（PKC）は Ca^{2+} とホスホリパーゼ C によって IP_3 とともに生成されるジアシルグリセロール（DG）によって活性化される。

正解 ▶ E

II. 神経による情報伝達の基礎

● 活動電位の発生機構と伝導

問題 53 難易度 | ★ ☆ ☆

神経軸索に十分な量のテトロドトキシン（TTX）を作用させたとき消失するのはどれか。
A. 静止膜電位
B. 活動電位
C. 後過分極相
D. 相対不応期
E. 絶対不応期

> **解説** TTX は、Na^+ チャネルのブロッカーである。神経軸索に十分な濃度の TTX を作用させると、Na^+ チャネルがブロックされ、活動電位は発生しなくなる。

正解 ▶ B

問題 54

難易度 | ★☆☆

神経における正常な活動電位を示す。Na⁺チャネルの不活性化が阻害されたとき、図中の①から⑤の矢印の長さのうち変化が生じるのはどれか。

A. ①
B. ②
C. ③
D. ④
E. ⑤

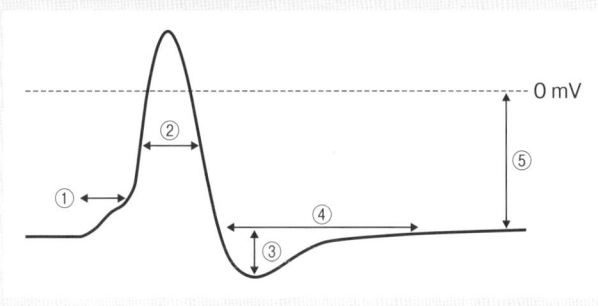

解説 活動電位の急峻な立ち上がりは、Na⁺チャネルが活性化（開く）したことによる Na⁺ 透過性の急激な上昇によるものである。一方、活動電位の急激な再分極は Na⁺チャネルの不活性化と K⁺チャネルの活性化によって生じる。Na⁺チャネルの不活性化が阻害されると、活動電位の発生している時間が長くなる。

正解 ▶ B

問題 55

難易度 | ★☆☆

高カリウム血症で正常な活動電位の発生が妨げられる理由として正しいのはどれか。

A. Na⁺チャネルの活性化機構が機能しない。
B. Na⁺チャネルの不活性化機構が機能しない。
C. Na⁺チャネルの不活性化機構が機能したままになる。
D. K⁺チャネルの活性化機構が機能しない。
E. K⁺チャネルの活性化機構が機能したままになる。

解説 静止膜電位は細胞内外の K⁺ 濃度の差によって生じる K⁺ 平衡電位によってほぼ決定される。高カリウム血症、すなわち細胞外 K⁺ 濃度が高い状態では K⁺ 平衡電位は脱分極側にシフトし、静止膜電位も脱分極側にシフトする。この膜電位の変化により Na⁺チャネルの不活性化機構が働き、正常な活動電位の発生が妨げられる。

正解 ▶ C

問題 56

難易度 | ★☆☆

神経軸索に発生する活動電位について正しいのはどれか。

A. 不応期はない。
B. 全か無かの法則に従う。
C. 隣接する軸索にも伝わる。
D. 伝導速度は太い軸索より細い軸索の方が速い。
E. 伝導速度は有髄神経より無髄神経の方が速い。

解説 神経軸索に発生する活動電位には、全か無かの法則（閾値未満では刺激強度によらず発生せず、閾値以上では刺激強度によらず一定の大きさの活動電位が発生する）、不応期（活動電位の発生中あるいは発生直後に刺激をしても活動電位を発生しない時期）などの特徴がみられる。その伝導速度は軸索が太い方（ケーブル理論）が速い。また、無髄神経に比較

して、跳躍伝導を行う有髄神経の方が伝導速度は速い。神経軸索に発生する活動電位が隣接する軸索に伝わることはない。

正解 ▶ B

問題 57　難易度 ★☆☆

細胞外導出法によって坐骨神経束の活動電位を同時に記録したとき、神経軸索の伝導速度の違いによってみられる現象はどれか。

A. 閾値
B. 相対不応期
C. 絶対不応期
D. 複数のピーク
E. 全か無かの法則

解説　細胞外導出法を用いて複合活動電位を記録するとき、刺激位置から近い記録位置では1つのピークのみがみられるが、記録位置を遠ざけていくと複数のピークが観察される。これは、神経束の中に伝導速度の速い神経線維と遅い神経線維が含まれており、伝導速度の速い線維のピークがより早く生じるためにみられる現象である。

正解 ▶ D

問題 58　難易度 ★★☆

脱髄疾患で変化するのはどれか。

A. 膜電位
B. 活動電位閾値
C. 活動電位伝導速度
D. 相対不応期
E. 絶対不応期

解説　脱髄疾患は髄鞘が変性してしまう疾患群である。髄鞘が変性すると跳躍伝導が阻害され、活動電位の伝導速度が低下し、さまざまな病態がみられる。

正解 ▶ C

問題 59　難易度 ★★☆

テタニーの原因のひとつに細胞外 Ca^{2+} 濃度の低下がある。このときに起こる変化について正しいのはどれか。

A. 静止膜電位が深くなる。
B. 活動電位閾値が浅くなる。
C. 活動電位のオーバーシュートが小さくなる。
D. 不応期が長くなる。
E. 活動電位伝導速度が速くなる。

解説　細胞外 Ca^{2+} 濃度が低下すると、静止膜電位に変化はないが、活動電位が発生しやすくなる。これは、神経軸索の脂質二重層の近傍の Ca^{2+} が少なくなったために膜のマイナスの

表面電荷が見かけ上増加し、膜電位変化が少なくても Na⁺チャネルが活動電位の発生に必要な透過性の上昇を起こすようになるためである。このためテタニーなどの症状が現れるようになる。　　　　　　　　　　　　　　　　　　　　　　　　　　　　　　　　　　　**正解 ▶ B**

● シナプスの形態とシナプス伝達機能、可塑性

問題 60　難易度 | ★☆☆

電気シナプスの特徴はどれか。

A. 遅延が生じる。
B. ギャップ結合がある。
C. 一方向性に伝達する。
D. シナプス疲労が生じる。
E. 神経伝達物質が作用する。

解説 化学シナプスでは、シナプス前膜に到達した活動電位によってシナプス前膜から神経伝達物質がシナプス間隙に放出され、神経伝達物質がシナプス後膜にある受容体に結合することによって、シナプス後電位を生じ、シナプス後ニューロンに活動電位を伝達する。したがって、化学シナプスには、遅延、一方向性、可塑性、疲労などの特徴がみられる。電気シナプスは、ギャップ結合によって電気的につながっている。　　　　　　　　　**正解 ▶ B**

問題 61　難易度 | ★★☆

抑制性シナプス後電位（IPSP）を示す。IPSP 発生に主に関与するのはどれか。

A. Ca^{2+}
B. Cl^-
C. K^+
D. Mg^{2+}
E. Na^+

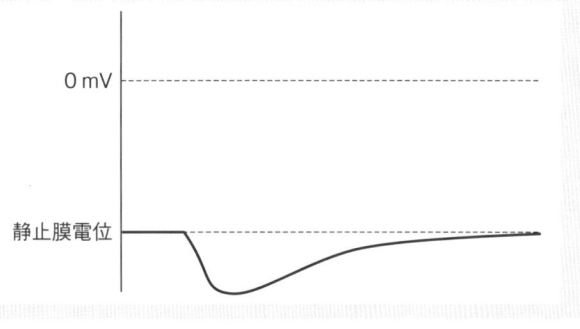

解説 抑制性シナプス後電位（IPSP）は、シナプス後膜における過分極性の電位変化を指す。GABA 受容体は、Cl^- の透過性を上昇させ、過分極性の IPSP を発生させる。　　　**正解 ▶ B**

問題 62　難易度 | ★★☆

化学シナプスだけではなく、電気シナプスにもあてはまるのはどれか。

A. 空間的加重が起こる。
B. シナプス遅延がある。
C. シナプス後膜に受容体がある。
D. 受容体の阻害薬で伝達が阻害される。
E. 神経伝達物質の分解酵素を阻害すると伝達が促進される。

A 個体の構成と機能

解説 化学シナプスでは、シナプス前膜に到達した活動電位によってシナプス前膜から神経伝達物質がシナプス間隙に放出される。神経伝達物質がシナプス後膜にある受容体に結合することによって、シナプス後電位を生じ、シナプス後ニューロンに活動電位を伝達する。一方、電気シナプスでは、シナプス前膜とシナプス後膜とがギャップ結合によって電気的につながっており、化学的な仕組みを介さずに活動電位が伝達される。シナプス後電位は、シナプス伝達による信号によって持続時間や大きさが変化する。複数のシナプスからの信号が重なると空間的加重が生じ、短時間に複数の信号が重なると時間的加重が生じる。これらの信号による加重は、化学シナプスと電気シナプスの両者にみられる性質である。

正解 ▶ A

問題 63 難易度 | ★☆☆

化学シナプスにおいて、短時間であれば停止してもシナプス伝達が生じるのはどれか。

A. シナプス前終末への Ca^{2+} 流入
B. シナプス小胞の放出
C. 神経伝達物質と受容体の結合
D. 神経伝達物質の分解
E. シナプス後膜の興奮性シナプス後電位（EPSP）

解説 神経伝達物質の分解は、シナプス間隙にある分解酵素によって行われる、次のシナプス伝達のための準備である。神経伝達物質の分解が阻害されると、シナプス伝達は促進される。

正解 ▶ D

問題 64 難易度 | ★☆☆

シナプス後電位における時間的加重の大きさに影響するのはどれか。

A. 静止膜電位
B. 受容体の種類
C. 活動電位の頻度
D. 活動電位の大きさ
E. 神経伝達物質の種類

解説 シナプス後電位は、シナプス後膜に生じる脱分極性あるいは過分極性の電位変化である。シナプス後電位は、シナプス前ニューロンに伝導してきた活動電位の回数によって加重され（時間的加重）、多数のシナプス前ニューロンからの神経伝達物質によっても加重される（空間的加重）。

正解 ▶ C

問題 65

難易度 | ★☆☆

重症筋無力症の写真を示す。抗コリンエステラーゼ薬が重症筋無力症の症状を改善させる理由について、正しいのはどれか。

A. アセチルコリンの産生を促進する。
B. アセチルコリンの分解を抑制する。
C. アセチルコリンの放出を促進する。
D. アセチルコリン受容体を活性化する。
E. アセチルコリンの受容体への結合を阻害する。

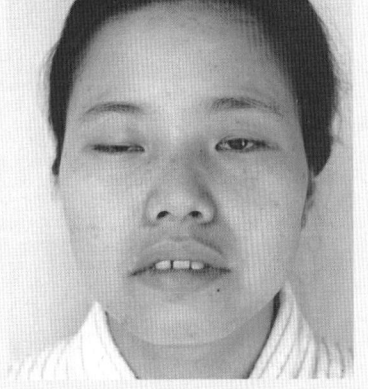

（平山惠造：神経症候学Ⅰ、改訂第2版、文光堂、p569、2006より転載）

解説 重症筋無力症は、アセチルコリン受容体に対する抗体が産生され、正常に機能できるアセチルコリン受容体の数が減少することによって生じる疾患である。抗コリンエステラーゼ薬は、アセチルコリンを分解するコリンエステラーゼの作用を抑制する。この作用によって、アセチルコリン受容体に結合するアセチルコリンの量を増やすことによって、重症筋無力症の症状を改善することができる。

正解 ▶ B

問題 66

難易度 | ★☆☆

シナプス可塑性に最も関わるのはどれか。

A. シナプス前膜の肥厚
B. シナプス間隙の拡大
C. シナプスの伝達効率の変化
D. 神経伝達物質の合成
E. 神経伝達物質の分解

解説 シナプス伝達における可塑性とは、長期にわたるシナプス伝達の結果、シナプスの伝達効率が変化する現象で、記憶や学習と関係がある。長期増強、長期抑制、テタヌス後増強などがある。

正解 ▶ C

● 軸索輸送

問題 67

難易度 | ★☆☆

軸索輸送について正しいのはどれか。

A. 輸送には K^+ の流出を必要とする。
B. 輸送には Na^+ の流入を必要とする。
C. アクチンやチューブリンは輸送されない。
D. 活動電位と同程度の速度で輸送される。
E. 拡散による輸送と能動的な輸送とがある。

解説 軸索輸送では、細胞膜関連物質、アクチン、チューブリン、ミトコンドリアの膜成分などが輸送される。軸索輸送には、拡散による遅い輸送（数 mm/日）、能動的な速い輸送（数百 mm/日）がある。

正解 ▶ E

問題 68　難易度｜★☆☆

末梢神経の軸索再生について正しいのはどれか。
A. 損傷部位の遠位側から近位側に向かって軸索が伸長する。
B. 神経線維が切断されると切断部位より遠位側の軸索は変性する。
C. 変性した神経線維は Schwann（シュワン）細胞により貪食される。
D. 損傷した髄鞘は希突起膠細胞（oligodendrocyte）により再形成される。
E. 軸索再生に必要なタンパク質は切断部位の近位側、遠位側の両側で合成される。

解説 末梢神経が損傷を受けた際は、軸索の再生が認められる。損傷部位にはマクロファージなど貪食細胞が集まり、変性した軸索や髄鞘を遠位側に向かって除去していく。これをワーラー変性（Wallerian degeneration）という。次にシュワン細胞が柱状に連結し、ビュングナー帯（Büngner band）を形成し、細胞体から軸索輸送された神経成長因子やタンパク質を利用し、近位側から再生した軸索がビュングナー帯に沿うように標的細胞に向かって伸長していく。以前は中枢神経は再生しないと考えらていたが、近年では末梢神経より再生の度合いは低いものの中枢神経も再生することが知られている。末梢神経ではシュワン細胞が、中枢神経では希突起膠細胞（oligodendrocyte）が髄鞘を形成する。末梢神経では軸索の再生が認められるのに対し、中枢神経では軸索の再生は難しいと考えられている。この原因のひとつとして、中枢神経系のニューロンには再生に必要な成長因子が欠落していることがあげられる。

正解 ▶ B

●感覚受容の種類と機序

問題 69　難易度｜★☆☆

一次感覚線維とシナプスを形成するのはどれか。
A. 嗅細胞
B. 筋紡錘
C. 侵害受容器
D. パチニ小体
E. 前庭器官有毛細胞

解説 感覚は一般に、感覚受容器、一次感覚線維、脊髄、視床を経由して大脳皮質に伝えられる。感覚受容機構には、一次感覚線維の一部が特殊な構造に変化しているもの、受容器細胞と一次感覚線維とがシナプスを形成しているもの、の2つの型がある。体性感覚系と嗅覚の受容器は前者であり、前庭器官有毛細胞は後者である。

正解 ▶ E

問題 70
難易度 ★★☆

感覚情報伝達でGタンパク質共役型受容体と関係があるのはどれか。

A. 嗅覚
B. 触覚
C. 聴覚
D. 深部感覚
E. 平衡感覚

解説 体性感覚系の受容器は、物理的な刺激によりイオンチャネルが開き受容器電位が発生する。聴覚、平衡感覚の有毛細胞は毛の動きによりイオンチャネルが開く。嗅覚は、化学物質が受容体に結合してGタンパク質を介した経路で情報伝達が行われる。

正解 ▶ A

問題 71
難易度 ★★☆

正しいのはどれか。

A. 味覚受容体は生体内の物質をリガンドとする。
B. 味覚受容体にはGタンパク質共役型はない。
C. 嗅覚には側方抑制がみられる。
D. 深部感覚は化学感覚である
E. 視覚は化学感覚である。

解説 化学感覚では外界の化学物質をリガンドとする感覚受容器が働く。味覚のうち甘み、苦みはGタンパク質共役型の受容器を介する。嗅覚において、嗅球の介在ニューロンは側方抑制を起こす。深部感覚や視覚は物理的刺激を受容する物理感覚である。

正解 ▶ C

●反射（弓）

問題 72
難易度 ★☆☆

体性・体性神経反射について正しいのはどれか。

A. 求心路として自律神経が使われる。
B. 遠心路として自律神経が使われる。
C. 主動筋と拮抗筋とが関与する。
D. 随意運動である。
E. 小脳が関与する。

解説 体性反射は求心路と遠心路の違いにより分類され、求心路も遠心路も体性神経を使うものが体性・体性神経反射と呼ばれている。体性・体性神経反射は、体性感覚刺激に対してすぐに起こる自動的な反応であり、神経系により制御された最も単純な運動を引き起こす。小脳は関与せず、効果器として主動筋（収縮）と拮抗筋（弛緩）が関与する。

正解 ▶ C

III. ホメオスタシス

●生体の恒常性維持と適応

問題 73 難易度 | ★☆☆

高地へ移動すると呼吸は急性に亢進した後、さらにゆっくりと亢進する。後者の亢進は何と表現されるか。

A. 学　習
B. 記　憶
C. 順　応
D. 可塑性
E. 正のフィードバック

解説 高地順応と表現され、環境に対する適応のひとつである。呼吸亢進により、低酸素状態においても、血中の酸素分圧を高値に保つことができる。

正解 ▶ C

●恒常性維持のための調節機構・ネガティブフィードバック

問題 74 難易度 | ★☆☆

副腎皮質ホルモンの分泌が低下し、ACTH分泌が低下している場合、考えられる病態はどれか。

A. 視床下部機能低下症
B. 下垂体前葉機能低下症
C. 副腎皮質機能亢進症
D. 副腎皮質機能低下症
E. コルチコトロピン放出ホルモン（CRH）の分泌亢進

解説 副腎皮質からの副腎皮質ホルモンの分泌ならびに血中濃度は、下垂体前葉からの副腎皮質刺激ホルモン adrenocorticotropic hormone（ACTH）分泌に負のフィードバックをかけている。ACTH分泌の低下が一次的であり、副腎皮質ホルモンの分泌がACTHに依存しているため、二次的に低下したと思われる。

正解 ▶ B

● 体温の恒常性維持

問題 75　難易度 | ★★☆

19歳の男性。インフルエンザに罹患した。その際の体温変化を図に示す。

1) セットポイントよりも体温が低いのはどれか。
   A. ①
   B. ②
   C. ③
   D. ④
   E. ⑤

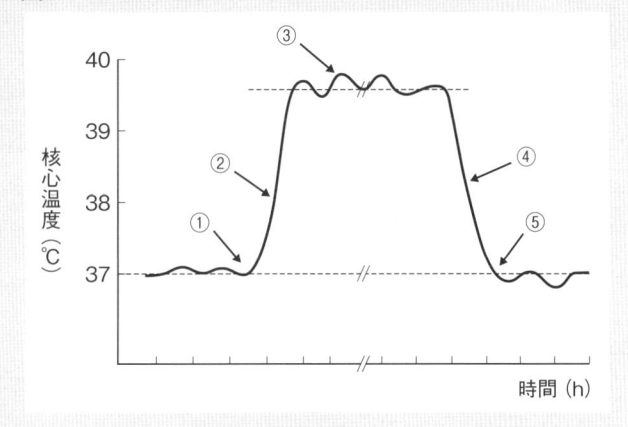

2) ③点では発汗も悪寒も感じていなかった。その理由はどれか。
   A. 脱水により発汗が低下した。
   B. 高熱により温度感覚が低下した。
   C. 高体温により体温調節系が停止した。
   D. 体温とセットポイントが等しいため。
   E. 感染症からの回復が開始しているため。

解説　体温は脳で設定したセットポイントにより決定される。体温がセットポイントより低ければ悪寒を感じ、立毛（とりはだ）、ふるえなどが生じ体温を上昇させようとする。一方、セットポイントより高ければ暑さを感じ、末梢血管拡張、発汗などが生じ体温を低下させようとする。これらのフィードバック調節により体温は一定に保たれる。感染症によりセットポイントが上昇すると、②点ではセットポイントより低いため悪寒を感じ、④点ではセットポイントが元に戻っているので暑さを感じる。③点では体温は平常時よりも高いものの、セットポイントと等しいので、悪寒も熱感もあまり感じない。

正解　1)-B、2)-D

問題 76　難易度 | ★★☆

夏、気温が37℃を超えて上昇した。このような高温環境で、体温上昇を防ぐために有効な機構はどれか。
   A. 皮膚からの放射
   B. 皮膚血管の拡張
   C. 筋肉収縮（ふるえ）
   D. 皮膚血流量の増加
   E. エクリン腺からの発汗

解説　熱産生と熱放散のバランスで体温は調節されている。皮膚血管拡張・皮膚血流量増加・皮膚からの放射のような皮膚血管運動による非蒸散性熱放散は、体温を超えるような高温環

境では減少する。最も有効なのは全身に分布するエクリン腺からの発汗による蒸散性熱放散である。ふるえは熱産生応答である。体温調節に関する基本知識と蒸散性および非蒸散性熱放散の違いを理解しているかどうかを問う。

正解 ▶ E

●体液のpHと緩衝系

問題 77 難易度 | ★☆☆

血液の酸塩基平衡を示すHenderson-Hasselbalch（ヘンダーソン・ハッセルバルヒ）の式で正しいのはどれか。

A. $pH = 7.4 + \log [CO_2]/[H_2CO_3]$
B. $pH = 7.4 + \log [HCO_3^-]/[H_2CO_3]$
C. $pH = 6.1 + \log [CO_2]/[HCO_3^-]$
D. $pH = 6.1 + \log [HCO_3^-]/[H_2CO_3]$
E. $pH = 6.1 + \log [HCO_3^-]/[CO_2]$

解説 ▶ Henderson-Hasselbalch（ヘンダーソン・ハッセルバルヒ）の式は血液のpHを求める最も基本的な式であり、血液の酸塩基平衡を理解するうえで必須である。組織から血中に拡散した二酸化炭素は赤血球内の炭酸脱水酵素の働きでH_2CO_3、すぐに解離してHCO_3^-とH^+となる。この過程の平衡関係を式で表現したのが、Henderson-Hasselbalchの式である。ここで、$[CO_2]$は物理的に溶解している二酸化炭素濃度である。正常では、$[HCO_3^-]/[CO_2]=20$である。$[H_2CO_3]$は$[CO_2]$の1/200程度であるので注意する必要がある。

正解 ▶ E

問題 78 難易度 | ★★☆

原因と病態の組み合わせで正しいのはどれか。

A. 高地への移動による酸素不足状態への曝露————アルカローシス
B. 気管支喘息による気道閉塞————アルカローシス
C. 嘔吐による多量の胃液喪失————アシドーシス
D. 下痢による多量の腸液喪失————アルカローシス
E. 心因性の過呼吸発作————アシドーシス

解説 ▶ Henderson-Hasselbalch（ヘンダーソン・ハッセルバルヒ）の式に基づいて解釈すればよい。酸素不足になると、呼吸は促進されるのでより多くの二酸化炭素を呼出し、アルカローシスになる。逆に、気道が閉塞するとアシドーシスになる。胃液は酸性、腸液はアルカリ性であるので、嘔吐はアルカローシスになるし、下痢はアシドーシスになる。過呼吸状態になれば、多量の二酸化炭素を呼出するのでアルカローシスになる。高地での過呼吸状態と基本的に同じであるが、平地で酸素供給が十分な状態での現象になる。

正解 ▶ A

問題 79

難易度 | ★★☆

酸塩基平衡の異常に伴う代償性変化で正しいのはどれか。

A. 血漿 H^+ 濃度が低下すると呼吸数が増加する。
B. 血漿 HCO_3^- 濃度が低下すると呼吸数が増加する。
C. 嘔吐により消化管から酸が喪失すると呼吸数が増加する。
D. 肺胞換気の障害により血漿 pH が低下すると腎尿細管から酸が再吸収される。
E. 過換気により血中 CO_2 分圧が低下すると腎尿細管で HCO_3^- の再吸収量が増加する。

解説 血液（血漿）の酸塩基平衡の異常が起こると、呼吸性あるいは代謝性の代償性変化による pH 調節機構が働く。何らかの原因で一次的に血漿の［H^+］や［HCO_3^-］が変動し代謝性アルカローシス・アシドーシスが生じると、呼吸（換気の低下・亢進）によって血漿［CO_2］を増減させ pH の変化を小さくする。代謝性アルカローシス（A、C）では換気が抑制され、代謝性アシドーシス（B）では呼吸数を増加させ肺から CO_2 排泄を促進する。また、換気の異常による呼吸性アシドーシス（D）では腎臓尿細管での HCO_3^- の再吸収増加や細胞による pH 調節、呼吸性アルカローシス（E）では腎臓での HCO_3^- の再吸収抑制など代謝性代償作用が起こる。

正解 ▶ B

問題 80

難易度 | ★★☆

代謝性アルカローシスの状態になっているのはどれか。

A. 胃腸炎により悪心と嘔吐を繰り返しているとき
B. 緑内障の治療に炭酸脱水酵素阻害薬を投与したとき
C. アジソン病でアルドステロンの分泌が抑制されているとき
D. 四肢が長時間圧迫を受けて骨格筋が広範囲に損傷されたとき
E. インスリン依存性糖尿病の患者が過呼吸状態に陥っているとき

解説 いずれの内容もその病態の理解は必要であるが、酸塩基平衡の失調と関連づけて考える応用問題である。炭酸脱水酵素は腎臓における HCO_3^- の再吸収に重要な役割を果たしている。この酵素の阻害は HCO_3^- の再吸収を阻害して尿中に HCO_3^- を排泄するので代謝性アシドーシスになる。嘔吐による胃酸の損失が代謝性アルカローシスを起こしている。アルドステロンは腎臓の集合管での H^+ の分泌を促すので、このホルモンの分泌が抑制されると、代謝性アシドーシスになる。脂質と糖質の代謝が変化して不揮発性酸が蓄積してケトアシドーシス（すなわち、代謝性アシドーシス）の状態になっている。過呼吸は pH の変化を抑えるための代償性の変化である。筋細胞の損傷により細胞内 K が血中に移行するために高カリウム血症になる。このとき、腎臓では K^+ の排泄が増すために、これと拮抗する H^+ の尿中への排泄が抑制されて代謝性アシドーシスになる。

正解 ▶ A

A 個体の構成と機能

●生体機能・環境のリズム性変化

問題 81 難易度｜★★☆

概日リズムについて正しいのはどれか。

- A. 中枢は松果体にある。
- B. 光のうちリズム位相の調節作用が強いのは赤色である。
- C. 網膜には概日リズムの位相に関与する光受容器がある。
- D. メラトニンのピーク位相と体温のピーク位相はほぼ一致する。
- E. 時刻がわからず真っ暗な場所ではランダムな覚醒・睡眠パターンを示す。

解説 概日リズムは、多くの生物がもつ機能的周期の律動的なゆらぎであり、哺乳類では昼夜の光の周期に同期したリズムがみられる。ヒトでは、時刻がわからず真っ暗な場所でもほぼ一定の周期がみられ、その周期は24時間よりも長いことが知られている。概日リズムは、哺乳類では視交叉上核のはたらきによるものと考えられている。これらの神経核は網膜の光受容器から網膜視床下部線維と呼ばれる神経経路を介して明暗の情報を受け取り、松果体からのメラトニンの分泌などを調節している。メラトニン分泌は深夜から明け方にかけてピークをもつ。

正解 C

問題 82 難易度｜★☆☆

概日リズムの形成に大きな役割を果たす部位はどれか。

- A. 孤束核
- B. 視覚野
- C. 室傍核
- D. 外側膝状体
- E. 視交叉上核

解説 外側膝状体、大脳皮質後頭葉の視覚野は、視覚に関しては、重要な部位であるが、概日リズム形成に関しては、視交叉上核が大きな役割を果たす。室傍核は多くの神経内分泌ホルモンの生成と分泌、孤束核は肺伸展受容器の入力の役割をもつ。

正解 E

問題 83 難易度｜★☆☆

安静状態での体温の概日リズムで正しいのはどれか。

- A. 夕刻の体温は起床時の体温より高い。
- B. 日中の体温は夕刻の体温より高い。
- C. 体温の変動は認められない。
- D. 摂食後に体温は低下する。
- E. 入眠後に体温は上昇する。

解説 身体的活動がなくても、覚醒自体が代謝を亢進させ、体温を上昇させる。体温は起床時に低く、夕刻に高くなる。また、入眠直後に低くなる（図参照）。

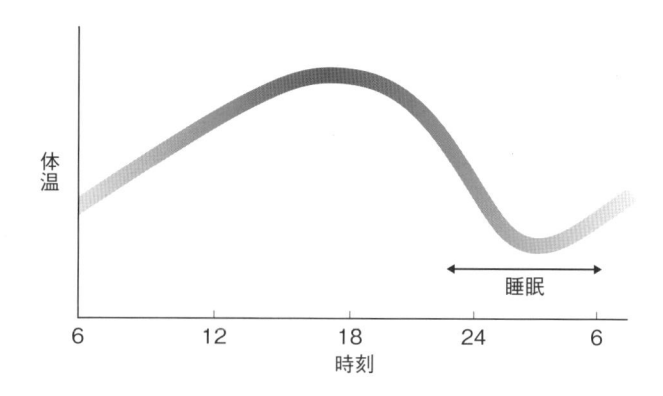

[グラフ: 体温の日内変動、睡眠は深夜〜早朝]

正解 ▶ A

問題 84 難易度 ★☆☆

女性の月経周期に伴う体温変化で正しいのはどれか。

A. 月経期に高い。
B. 排卵時に最も高い。
C. 排卵から月経まで高い。
D. 月経周期における高体温相が閉経後維持される。
E. 月経周期における低体温相が妊娠中維持される。

解説 排卵の後、黄体細胞が形成され、体温上昇作用のあるプロゲステロンを分泌する。月経の間、体温はあまり変化しないが、月経の前後で体温は低下する。月経周期における高体温相が妊娠中維持される。閉経後、プロゲステロン分泌が低下するため、体温は低下する。

正解 ▶ C

Ⅳ. 生体物質の代謝

●エネルギー代謝・基礎代謝

問題 85 難易度 ★☆☆

エネルギー代謝に関して正しいのはどれか。

A. 呼吸商は O_2 消費量の CO_2 生成量に対する比である。
B. 呼吸商から代謝されている栄養素の種類が示唆される。
C. 最大酸素摂取量が大きいほどその人の運動能力は小さい。
D. 三大栄養素のうち重量あたりのエネルギー量が最も少ないのはタンパク質である。
E. 相対的エネルギー代謝率とは運動中のエネルギー率の基礎代謝率に対する比率である。

解説 最大酸素摂取量が大きいほど、その人の運動能力は大きい。相対的エネルギー代謝率（relative metabolic rate：RMR）とは、運動に要したエネルギー率（運動中のエネルギー代謝率－基礎代謝率）の基礎代謝率に対する比率であり、その運動の強さを示す。呼吸商は、CO_2 生成量の O_2 消費量に対する比であり、代謝されている栄養素の種類が示唆される。

重量あたりのエネルギー量はグルコース、タンパク質、脂肪の順に少ない。

正解 B

問題 86

難易度 ★☆☆

電子伝達系について正しいのはどれか。

A. 水素を生成する。
B. CO_2 を生成する。
C. 酸化的リン酸化に関与する。
D. H^+ の濃度勾配を小さくする。
E. アセチル-CoA が最初に受ける代謝である。

解説 電子伝達系は酸化的リン酸化反応に関与する。TCA 回路で産生された水素は電子伝達系で酸素と結合する。そこでつくられた H^+ の濃度勾配を利用して ATP が産生される。

正解 C

問題 87

難易度 ★☆☆

疲労した骨格筋に蓄積するのはどれか。

A. ATP
B. リン酸
C. グルコース
D. グリコーゲン
E. クレアチンリン酸

解説 骨格筋の運動に伴い ATP が大量に分解され、ADP とリン酸が蓄積される。消費される ATP を維持するために、クレアチンリン酸が分解される（Lohman（ローマン）反応）結果、細胞内クレアチンリン酸濃度は低下する。クレアチンリン酸が枯渇すると、やがて ATP も枯渇する。グルコースやグリコーゲンはエネルギーの基質として消費される。

正解 B

B

人体各器官の
正常構造と機能

1 血液・造血器・リンパ系

●骨髄の構造

問題88 難易度|★☆☆

骨髄の構造と機能について正しいのはどれか。
A. 造血幹細胞が発生する。
B. 黄色骨髄も造血に関与する。
C. 骨髄以外で造血が生じることはない。
D. 赤色骨髄は造血機能が最も活発である。
E. 栄養動脈は骨幹の緻密質に入り込まない。

解説 造血幹細胞は卵黄嚢で発生し徐々に骨髄に移動する。骨髄で発生するわけではない。骨髄は血管洞（vascular sinus）と造血組織とからなりたっている。造血組織は血管洞と骨で囲まれた部分に存在している。胎児期には肝臓、脾臓、胸腺などでも造血が生じる。成熟した血球は内皮細胞の小孔を通って血管洞へ放出される。骨栄養孔から骨髄腔に進入した栄養動脈は分岐して終末動脈になり、骨髄と骨幹の緻密質の内層部を栄養する。活発な造血機能をもつ骨髄は赤色を呈し、赤色骨髄という。加齢により脂肪組織が増加すると、黄色を呈し、黄色骨髄となる。

正解 ▶ D

●造血幹細胞からの分化と成熟

問題89 難易度|★★☆

エリスロポエチンで正しいのはどれか。
A. 核内受容体と結合する。
B. ステロイドホルモンである。
C. メサンギウム細胞で産生される。
D. 赤芽球の増殖・分化を促進する。
E. 慢性腎不全で血中濃度が上昇する。

解説 エリスロポエチンは腎臓の傍尿細管間質細胞が産生する糖タンパク質である。赤芽球バースト形成単位（BFU-E）および赤芽球コロニー形成単位（CFU-E）の細胞膜上のホモダイマー二量体受容体に結合し、増殖と成熟赤血球への分化を誘導する。貧血や心肺疾患などで生体が酸素不足に陥ると腎でのエリスロポエチン産生が亢進する。しかし、慢性腎不全に伴う貧血ではエリスロポエチン産生不足が貧血の主因であり、他の貧血とは異なる。

正解 ▶ D

●脾臓・胸腺リンパ節の構造と機能

問題 90 難易度 ★★☆

リンパ節で正しいのはどれか。

A. 抗原の提示が行われる。
B. 学童期に最もよく発達する。
C. Bリンパ球の成熟に重要である。
D. Hassal（ハッサル）小体が認められる。
E. 皮膚リンパ小節にはTリンパ球が多く存在する。

解説 細菌などの異物を貪食した細胞が、リンパ節で抗原提示することにより免疫に働いている。B、Dは胸腺で認められる特徴である。皮質にはBリンパ球が多く存在し、リンパ小節を形成する。リンパ節はBリンパ球の成熟にはあまり重要ではない。リンパ節は思春期に最もよく発達する（問題376参照）。

正解 A

●血漿タンパク質の種類と機能

問題 91 難易度 ★☆☆

血漿タンパク質はどれか。

A. インテグリン
B. コレシストキニン
C. セレクチン
D. トランスフェリン
E. ヘモグロビン

解説 血漿タンパク質の種類を問う問題。トランスフェリンは鉄を特異的に結合して輸送する血漿タンパク質。ヘモグロビンは赤血球内の酸素結合タンパク質、セレクチンとインテグリンは細胞接着分子、コレシストキニンは十二指腸より分泌される消化管ホルモン。

正解 D

問題 92 難易度 ★☆☆

正しい組み合わせはどれか。

A. アルブミン————————ヘモグロビンの輸送
B. セルロプラスミン——————銅の輸送
C. トランスコルチン——甲状腺ホルモンの輸送
D. プラスミン——————血液凝固因子の輸送
E. γグロブリン————————補体の輸送

解説 輸送タンパク質としての機能を問う問題。セルロプラスミンは銅を特異的に結合して輸送する。アルブミンは脂肪酸やビリルビンを、トランスコルチンはステロイドホルモンを輸送するが、プラスミンとγグロブリンはそれぞれ線溶系と免疫系に関係し、輸送タンパク質としての機能はない。甲状腺ホルモンを運ぶのはトランスサイレチンまたは甲状腺ホルモン結合グロブリン。

正解 B

● 赤血球とヘモグロビン

問題 93 難易度 | ★★★

52歳の女性。立ちくらみを主訴に来院した。血液学的検査にて赤血球 263万/μL、ヘマトクリット 30%、ヘモグロビン 9.2 g/dL、血液生化学検査にてビタミン B_{12} 135 pg/mL（正常値 180～914 pg/mL）、骨髄は過形成で巨赤芽球を認めるが PAS 染色陰性。診断はどれか。

A. 腎性貧血
B. 鉄欠乏性貧血
C. 巨赤芽球性貧血
D. 再生不良性貧血
E. 骨髄異形成症候群

解説 貧血の鑑別を問う。DNA 合成に必須のビタミン B_{12} の欠乏で骨髄の造血細胞の核成熟が障害されるが、細胞質成熟は進行する。MCV、MCH のデータより大球性高色素性貧血となっている。ビタミン B_{12} 低値より巨赤芽球性貧血。鉄欠乏性貧血では MCV、MCH が低値となる。骨髄異形成症候群は巨赤芽球の存在、PAS 染色陰性より除外。再生不良貧血では骨髄は低形成である。腎機能不全でエリスロポエチン分泌が障害され、骨髄は低形成となる。

正解 C

問題 94 難易度 | ★☆☆

赤血球について正しいのはどれか。

A. 形状は変形しやすい。
B. 主に肝臓で破壊される。
C. 直径は約 50 μm である。
D. 0.9% 食塩水で溶血がみられる。
E. 循環血中での寿命は約 5 日である。

解説 赤血球の直径は約 8 μm であり、毛細血管の内径よりも一般に大きいので変形しないと通過できない。低張液中では溶血がみられ、高張液中では金平糖状の形状がみられる。0.9% 食塩水はほぼ等張であるため、溶液中の形状は正常となる。赤血球の循環血中での寿命は約 120 日である。老化した赤血球は主として脾臓で破壊される。

正解 A

問題 95 難易度 | ★☆☆

成人のヘモグロビンについて正しいのはどれか。

A. 肝臓細胞で合成される。
B. ヘムとグロビンで構成される。
C. 血液 1 mL 中に約 16 g 存在する。
D. 1 分子中に鉄原子は 1 個存在する。
E. 分子量はミオグロビンよりも小さい。

解説 ヘモグロビンは血液 100 mL 中に約 16 g 存在する。ヘモグロビン 1 分子は 4 個のサブユニットで構成され、個々のサブユニットはヘムとタンパク質部分のグロビンより構成される。個々のヘムに鉄原子が 1 個存在するのでヘモグロビンには全部で 4 個の鉄原子があり、ここに酸素が結合する。ヘモグロビンの分子量は約 65,000、ミオグロビンの分子量はその約 1/4 である。ヘモグロビンの合成は骨髄の未分化の赤芽球内で合成される。

正解 B

問題 96 難易度 ★★☆

21 歳の女性。全身倦怠感と息切れを主訴に来院した。血液学的検査にて赤血球数 360 万/μL、ヘマトクリット 21%、ヘモグロビン 6 g/dL。可能性が高いのはどれか。

A. 悪性貧血
B. 赤芽球癆
C. 溶血性貧血
D. 鉄欠乏性貧血
E. 再生不良性貧血

解説 赤血球数はやや低下している程度であり、ヘマトクリットとヘモグロビン量が正常の約半分程度に低下している。したがって、赤血球指数は MCV の低下、MCH の低下、MCHC の軽度の低下を示す、すなわち低色素性小球性貧血の所見である。鉄欠乏性貧血がこの所見に該当する。悪性貧血では、数が少ない。再生不良性貧血では、骨髄の造血が障害されているのですべてが減少している。溶血性貧血では、数は少なくなっても、サイズは小さくならない。赤芽球癆は赤芽球系のみの産生抑制をきたす正球性正色素性貧血である。

正解 D

問題 97 難易度 ★★☆

チアノーゼが起こるのはどれか。

A. 貧血
B. 肺気腫
C. 過換気症候群
D. 青酸カリ中毒
E. 一酸化炭素中毒

解説 チアノーゼは動脈血中の酸素分圧が低下して脱酸素化ヘモグロビンが 5 g/dL 以上に増加したときに起こる。貧血状態では、酸素含量は減少しても、ヘモグロビンは酸素で飽和されている。過換気症候群では酸素分圧はむしろ増大する。青酸カリ（KCN）中毒は組織が動脈血から供給される酸素を利用できない状態で、動脈血は酸素で飽和されている。一酸化炭素中毒では、一酸化炭素がヘモグロビンに結合して血液はピンク色になる。肺気腫では肺胞換気量低下によりチアノーゼを生じる。

正解 B

問題 98
難易度 ★★☆

血液の酸素に対する親和性の比較で正しいのはどれか。

A. アシドーシス＞アルカローシス
B. 高　地＞平　地
C. 新鮮血＞保存血
D. 胎児血＞成人血
E. 発熱時＞平熱時

解説 酸性のpHで親和性は低い。高地では赤血球内に2,3-ジホスホグリセリン酸 2,3-diphosphoglycerate（2,3-DPG）※が増すので親和性は低くなる。血液を保存すると、赤血球内の2,3-ジホスホグリセリン酸が減少するので親和性が高くなる。胎児血が成人血に比べて親和性が高いので同じ酸素分圧下で酸素は母体から胎児側に移動する。温度が上昇すると、親和性が低くなる。どのような病態生理学的状態で赤血球内の2,3-ジホスホグリセリン酸が増減するか、理解しておく必要がある。各種病態での酸素供給を理解するうえではこの知識が必要である。組織の代謝活性が増している状態では、血液の酸素に対する親和性は低下し、より多くの酸素を組織に供給する。

※最近、2,3-bisphosphoglycerate（2,3-BPG）の表記も増えている。

正解 ▶ D

問題 99
難易度 ★★★

糖化ヘモグロビン（HbA1c）で糖の結合する部位はどこか。

A. ヘム部分
B. リジン残基
C. N末端アミノ基
D. グルタミン酸残基
E. C末端カルボキシル基

解説 糖はそのアルデヒド基とヘモグロビンのN末端アミノ基との間で非酵素的に結合する。血中のHbA1c（糖化ヘモグロビン）濃度は糖の濃度と曝露時間と赤血球寿命によって決まる。糖尿病の経過を観察するうえで重要な指標である。血漿中のアルブミンの糖化の状態も糖尿病の経過観察によく使われる。

正解 ▶ C

● 白血球

問題 100 難易度|★☆☆

56歳の男性。心窩部痛を主訴に来院した。数時間前に鮮魚を生食していた。胃内視鏡写真を示す。このとき増加している白血球はどれか。

A. 単　球
B. 好酸球
C. 好中球
D. 好塩基球
E. リンパ球

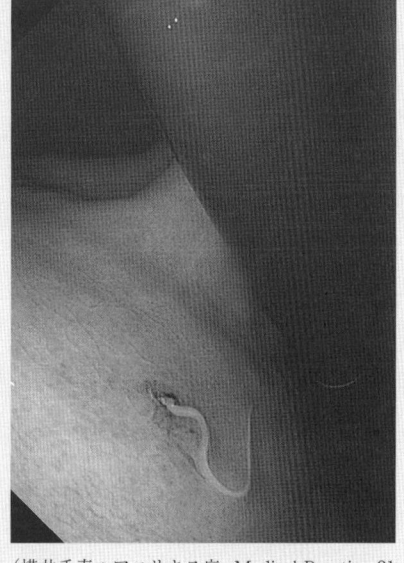

（横井千寿：アニサキス症。Medical Practice 31 (6)：2-3, 2014 より転載）

解説　魚の生食から寄生虫感染を推測させる。寄生虫に感作されたTリンパ球はインターロイキン5（IL-5）を産生し、好酸球の増加をきたす。

正解 ▶ B

問題 101 難易度|★★☆

35歳の女性。鼻血が止まりにくいこと、紫斑がよくみられることを訴え来院した。血液検査でミエロペルオキシダーゼが高値、一次（アズール）顆粒を含む血球が多くみられた。増加していると考えられる血球は以下のどれか。

A. 骨髄芽球
B. 前骨髄球
C. 骨髄球
D. 後骨髄球
E. 杆状核球

解説　一次顆粒は主として前骨髄球の段階で作られ、ミエロペルオキシダーゼ、エラスターゼ、リゾチーム、デフェンジンなどを含む。

正解 ▶ B

問題 102

難易度 | ★★☆

リンパ系細胞について正しいのはどれか。

A. NK 細胞は胸腺で幹細胞より分化する。
B. B 細胞は自然免疫を担う主要細胞である。
C. 形質細胞は分泌型免疫グロブリンを産生する。
D. キラー T 細胞はインターフェロンを分泌する。
E. CD4 を発現する T 細胞はウイルス感染細胞を破壊する。

解説 リンパ系細胞のうち、T 細胞は主に胸腺で、B 細胞、NK 細胞は骨髄で、リンパ系幹細胞より分化する。T および B 細胞は獲得免疫を担う。B 細胞は抗原刺激を受けて抗体を分泌する形質細胞となる。T 細胞の内、CD8 を発現するものはキラー T 細胞と呼ばれウイルスに感染した細胞などを破壊する。CD4 を発現するものはヘルパー T 細胞でインターフェロンやインターロイキンなどを分泌し免疫応答を調節する。

正解 C

問題 103

難易度 | ★☆☆

好中球による生体防御機構について正しいのはどれか。

A. 病原微生物に対する抗体を産生する。
B. 活性酸素を産生し病原菌を殺菌する。
C. 食胞で NADPH オキシダーゼを分解する。
D. インターフェロンを産生し免疫応答を調節する。
E. 細菌が産生するヒスタミンに誘導され炎症局所に遊走する。

解説 好中球は、骨髄系白血球のひとつであり、病原微生物を貪食、殺菌して排除することにより細菌感染から生体を防御する。病原微生物を貪食した食胞では、NADPH オキシダーゼによって殺菌作用のある活性酸素が産生される。抗体を産生するのは B リンパ球、インターフェロンを産生するのは T リンパ球である。炎症局所で産生される走化性因子（ケモカイン、ロイコトリエンなど）に誘導されて遊走し炎症部位に集積する。ヒスタミンは、主に好塩基球から分泌され即時型アレルギー反応を引き起こす。

正解 B

●血小板・止血・凝固・線溶

問題 104 　難易度 | ★☆☆

凝固時間 8 分（基準値 8 〜 10 分）、プロトロンビン時間（PT）15 秒以上（基準値 12 秒）、活性化部分トロンボプラスチン時間（APTT）40 秒（基準値 35 〜 45 秒）を示すのはどれか。

A. 血友病 A
B. ヘパリン投与
C. ワルファリン投与
D. 凝固第Ⅶ因子活性低下
E. アンチトロンビンⅢ欠損症

解説 凝固系検査データから凝固のどこが正常と異なるかを解釈する問題である。PT のみが延長していることから、外因系凝固活性の低下が解釈でき、凝固第Ⅶ因子活性低下によることを判断する。血友病 A は凝固第Ⅷ因子の欠損症で APTT が延長し、PT は正常である。ヘパリン投与ではアンチトロンビンⅢのトロンビン阻害活性を増強させ APTT も延長する。ワルファリン投与ではビタミン K の拮抗作用によりビタミン K 依存性凝固因子の産生抑制から内因系検査の APTT も延長する。アンチトロンビンⅢ欠損症ではトロンビン活性や凝固第Ⅹ因子活性のアンチトロンビンⅢによる抑制がなく APTT と PT が短縮する。

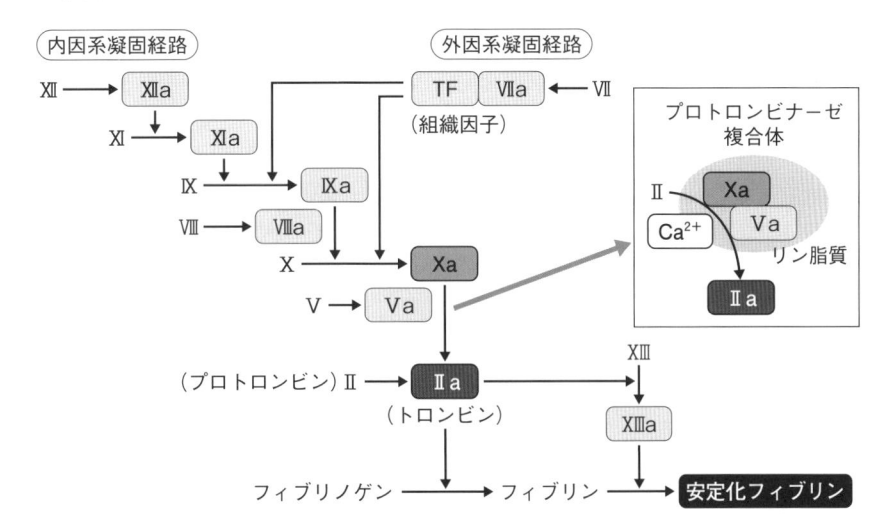

正解 ▶ D

問題 105 　難易度 | ★☆☆

血流による血小板の反応を示す。図中のアは何か。

A. Ca^{2+}
B. コラーゲン
C. フィブリノゲン
D. フィブロネクチン
E. von Willebrand（フォンウィルブランド）因子

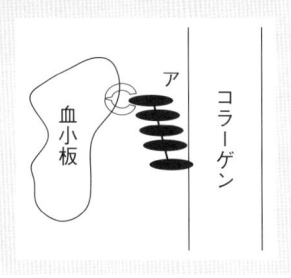

[解説] 図から血小板粘着の機序を解釈する問題である。血流（高シェアストレス）によるコラーゲンと血小板の粘着はフォンウィルブランド因子を介するものである。

正解 E

問題 106

難易度 | ★★☆

図は血漿中の線溶活性をフィブリンの濁度変化で示す。曲線が実線から点線に変化する原因はどれか。

A. 運動負荷後
B. t-PA の増加
C. PAI-1 の低下
D. 静脈うっ血後
E. トラネキサム酸投与後

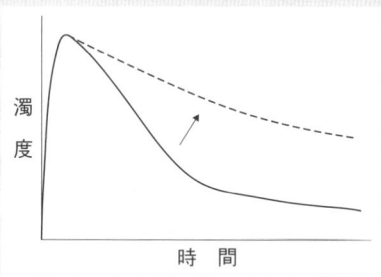

[解説] 血漿中の線溶活性を測定した図からその活性に及ぼす要因を解釈する問題である。フィブリン分解曲線の右方移動から線溶活性抑制を解釈し、トラネキサム酸の線溶活性抑制によることを判断する。組織プラスミノーゲン活性化因子（t-PA）の増加とプラスミノーゲンアクチベーターインヒビター（PAI）-1 の低下は線溶活性の亢進を引き起こし、フィブリン分解曲線は左方移動する。運動負荷と静脈うっ血の刺激は血管内皮細胞からの t-PA の分泌を促進する。

正解 E

問題 107

難易度 | ★★☆

播種性血管内凝固（DIC）の患者血漿についてトロンビンによるフィブリン形成を濁度変化で検討した。正常血漿の曲線（図）に比べどちらの方向に移動するか。

A. 下方移動
B. 上方移動
C. 変化なし
D. 左方平行移動
E. 右方平行移動

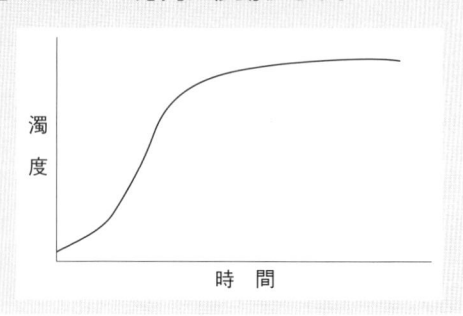

[解説] DIC 患者の血漿中のフィブリン形成能を測定した図からその血漿中の状態を解釈する問題である。DIC 患者では凝固亢進からの線溶亢進が誘発され両者因子の消費性減少が起こることを理解し、フィブリノゲンの減少からフィブリン形成曲線の下方移動を解釈する。

正解 A

2 神経系

Ⅰ. 神経系の一般特性

●中枢神経系と末梢神経系の構成

問題 108 　難易度 | ★☆☆

正中線上に1個あるのはどれか。

A. 海　馬
B. 黒　質
C. 視交叉上核
D. 松果体
E. 小脳下核

解説 中枢神経系で左右からの入力がひとつになる部位は、松果体と下垂体後葉である。それ以外は、左右に1対ある。

正解 ▶ D

問題 109 　難易度 | ★★☆

発生学上、矢印の部位と最も近縁なのはどれか。

A. 延　髄
B. 小　脳
C. 中　脳
D. 視　床
E. 脊　髄

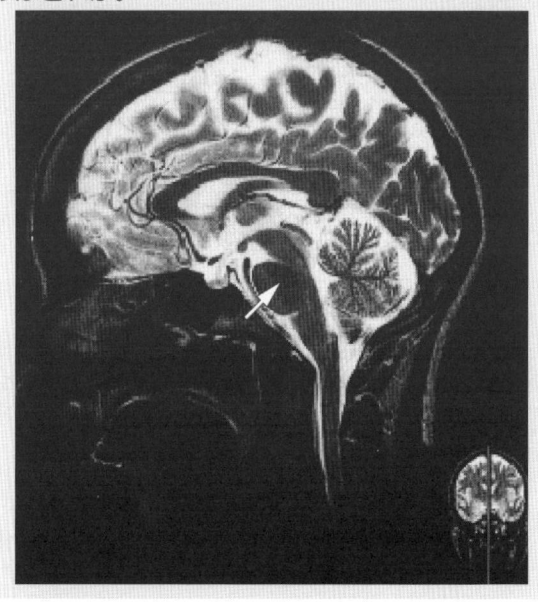

B　人体各器官の正常構造と機能

解説 中枢神経は外胚葉に由来する神経管から発生する。神経管の吻側は膨らみ脳胞を形成し、一次脳胞期の菱脳胞から後脳と髄脳が発生し、後脳から小脳と橋（矢印）が発生する。髄脳からは延髄が発生する。

正解 ▶ B

問題 110　難易度｜★☆☆

多発性硬化症は、主として若年成人に発症し、脳、脊髄、視神経などの中枢神経組織に多巣性脱髄病変を生ずる。損傷を受けている可能性が高い細胞はどれか。

- A. 上衣細胞
- B. 小膠細胞（ミクログリア）
- C. Schwann（シュワン）細胞
- D. 星状膠細胞（アストロサイト）
- E. 稀突起膠細胞（オリゴデンドロサイト）

解説 多発性硬化症は、主として若年成人に発症し、脳、脊髄、視神経などの中枢神経組織に多巣性脱髄病変を生じ、これら病変が時間を違えて起こるため、多彩な神経症状が再発と寛解を繰り返す。時間的・空間的多発性を特徴とする。疾患感受性をもつ患者がウイルスなどの感染をきっかけに異常免疫応答が惹起され、中枢神経組織の脱髄を起こすと考えられている。中枢神経系の髄鞘は稀突起膠細胞、末梢神経系の髄鞘は Schwann（シュワン）細胞が構成しているので、免疫応答性が異なる。

正解 ▶ E

問題 111　難易度｜★☆☆

末梢神経系に分類されるのはどれか。

- A. 嗅　球
- B. 網　膜
- C. 松果体
- D. 下垂体後葉
- E. 顔面神経核

解説 網膜は末梢神経組織として分類されるが、発生的にみると大脳皮質原基から作られており、網膜神経節細胞から出た視神経線維は稀突起膠細胞により髄鞘が形成されるなど中枢神経組織に近い特徴をもっている。

正解 ▶ B

問題 112　難易度｜★★★

グリア細胞（膠細胞）について正しいのはどれか。

- A. 上衣細胞は脳血管壁を構成する。
- B. 小膠細胞（ミクログリア）は外胚葉由来である。
- C. Schwann（シュワン）細胞は多発性硬化症で障害を受ける。
- D. 稀突起膠細胞（オリゴデンドロサイト）は血液脳関門の形成に寄与する。
- E. 星状膠細胞（アストロサイト）の多数の突起は神経細胞と相互作用する。

解説 上衣細胞は、脳室系の壁を構成する。小膠細胞は、マクロファージ様のはたらきをもつ細胞で中胚葉由来であるが、他のグリア細胞は外胚葉由来である。多発性硬化症では中枢神経系特異的な脱髄がみられ、Schwann（シュワン）細胞は障害されていない。稀突起膠細胞は中枢神経系の、Schwann（シュワン）細胞は末梢神経系の髄鞘を形成する。星状膠細胞は多数の突起で神経細胞と相互作用している。また、星状膠細胞の突起は脳内血管の基底膜とも密接に相互作用し血液脳関門の形成に寄与する。　　　　　　　　　　　**正解 ▶ E**

問題 113　難易度｜★☆☆

中枢神経系における一側の特定部位の障害が同側の体に出現するのはどこか。

A. 大脳皮質運動野
B. 内　包
C. 橋　核
D. 小　脳
E. 視　蓋

解説 小脳の左右の機能は体の左右と一致するが、大脳皮質や脳幹の一部では逆になる。片麻痺を理解するうえで重要である。大脳皮質運動野からの線維は内包を経て延髄で錐体交叉し、大部分が外側皮質脊髄路を形成する。橋核は大脳皮質からの下行線維を受け、出力線維は正中線を越えて対側の小脳皮質に分布する。視蓋と関連しては、上丘深層から脊髄に至る投射路として視蓋脊髄路があり、背側被蓋交叉し、脊髄前索を下行する。　　**正解 ▶ D**

●脳の血管支配と血液脳関門

問題 114　難易度｜★★☆

血液脳関門を欠く部位はどれか。

A. 前頭前野
B. 視覚野
C. 大脳基底核
D. 視床下部
E. 延　髄

解説 血液脳脊髄液関門が欠如していると知られている部位は、松果体、脳下垂体後葉、最後野、視床下部などの脳室周辺組織である。　　　　　　　　　　　　　　　　　　　　　　　**正解 ▶ D**

問題 115　難易度｜★★☆

70歳の男性。小脳出血を起こして救急外来に搬送されてきた。当初は、問いかけに答えられたが、まもなく意識不明となった。この患者について正しいのはどれか。

A. 脳幹網様体の機能は正常である。
B. グリセリンの点滴は禁忌である。
C. 中脳水道は圧迫されていない。
D. 呼吸停止の可能性は低い。
E. 側脳室の拡大がみられる。

解説 小脳出血に伴う脳浮腫により、中脳水道ならびに脳幹が圧迫された場合の症状や所見を理解しているかどうかをみる。脳幹網様体賦活系の障害により意識障害が出ている。グリセリンは脳浮腫の治療薬として使用される。小脳前方には中脳水道がある。小脳浮腫による圧迫が虚血を引き起こし、下位脳幹も機能不全に陥る。中脳水道圧迫による側脳室の拡大がみられる。

正解 ▶ E

● 脳のエネルギー代謝

問題 116　難易度 | ★★☆

脳のエネルギー代謝について正しいのはどれか。
A. 脳局所の代謝量は局所脳血流量とは関係がない。
B. 成人の脳の酸素消費量は毎分、脳 100 g あたり約 10 mL である。
C. 成人の脳の酸素消費量は安静時の全身の消費量の約 10% にあたる。
D. 脳血液量は放射性トレーサーを用いて機能的磁気共鳴画像により計測する。
E. 脳グルコース代謝はポジトロンエミッション断層法により測定することができる。

解説 神経細胞の活動は神経細胞のグルコース取込（代謝）と密接に関連している。脳局所のグルコース代謝亢進に伴って、局所の脳血流量は増加する。脳の酸素消費量は、約 3 mL/100 g/分である。ヒトの脳の酸素消費量は安静時の全身の消費量の約 20% にあたる。脳は低酸素状態にきわめて感受性が高く、脳機能は速やかに障害される。機能的磁気共鳴画像 functional magnetic resonance imaging（fMRI）は放射性トレーサーを用いずに脳血液量を計測する。2-deoxyglucose を用い、ポジトロンエミッション断層法 positron emission tomography（PET）でヒトの局所グルコース代謝量が測定される。

正解 ▶ E

● 脳内神経伝達物質

問題 117　難易度 | ★★☆

神経伝達物質の受容体について正しいのはどれか。
A. イオンチャネル内蔵型受容体は電荷選択性を有さない。
B. 代謝調節型受容体は単量体 G タンパク質が共役している。
C. 代謝調節型受容体では細胞内に神経伝達物質の結合部位がある。
D. イオンチャネル内蔵型受容体は 1 個のサブユニットからなる単量体である。
E. イオンチャネル内蔵型受容体によるシナプス伝達は代謝調節型受容体より速い。

解説 神経伝達物質の受容体は、イオンチャネル内蔵型受容体と代謝調節型受容体（G タンパク質共役型）に大別される。イオンチャネル内蔵型受容体は、透過させるイオンの電荷選択性を有しており、陽イオン透過性（ニコチン性アセチルコリン受容体など）と陰イオン透過性（GABA 受容体など）のものがある。代謝調節型受容体は、膜を 7 回貫通する構造をもち三量体 G タンパク質が共役している。いずれの受容体も細胞外部分に神経伝達物質の結合部位がある。イオンチャネル型受容体は、4 ～ 5 個のサブユニットからなる多量体である。イオンチャネル内蔵型受容体によるシナプス伝達は代謝調節型受容体より速いが、短時間しか続かない。

正解 ▶ E

問題 118
難易度 ★★★

グルタミン酸受容体について正しいのはどれか。
A. グルタミン酸受容体は主に抑制性シナプスに局在する。
B. AMPA型受容体はCa^{2+}に対して最も高い透過性を示す。
C. グルタミン酸にはイオンチャネル内蔵型受容体のみが存在する。
D. NMDA型受容体が活性化されるとCl^-に対して高い透過性を示す。
E. イオンチャネル内蔵型グルタミン酸受容体にNMDA型受容体、AMPA型受容体、カイニン酸型受容体がある。

解説 NMDA型受容体が活性化されると、Na^+とK^+に加えてCa^{2+}に対しても高い透過性を示し、シナプス伝導効率の可塑性変化やニューロン死の発生とも重要な関連をもつ。グルタミン酸には、イオンチャネル内蔵型受容体と代謝調節型受容体の両方が存在する。グルタミン酸は、中枢神経の大部分の興奮性シナプスで伝達物質としての機能を果たしている。イオンチャネル型グルタミン酸受容体に、NMDA型受容体、AMPA型受容体、カイニン酸型受容体がある。

正解 ▶ E

問題 119
難易度 ★★☆

神経伝達物質について正しいのはどれか。
A. 脳内のカテコールアミンはドーパミンのみである。
B. アミノ酸であるグリシンの受容体は代謝調節型である。
C. 脳内のアセチルコリン受容体はニコチン性受容体のみである。
D. NMDA型グルタミン酸受容体の活性化は神経細胞死とも関連する。
E. GABAを介した神経伝達を賦活する薬剤は弛緩性麻痺の治療に用いられる。

解説 伝達物質としてのカテコールアミンには、ドーパミン、ノルアドレナリン、アドレナリンがある。ノルアドレナリンやアドレナリンは、中枢神経系でも重要な伝達物質の役割を果たしている。グルタミン酸、γアミノ酪酸（GABA）、グリシンは、伝達物質として機能するアミノ酸である。グルタミン酸、GABAは、イオンチャネル型受容体と代謝調節型受容体の両方をもつが、グリシンはイオンチャネル型受容体のみである。アセチルコリンは、脳内のさまざまな領域で、ニコチン性受容体およびムスカリン性受容体を介して機能する。NMDA型グルタミン酸受容体の活性化は、Ca^{2+}に対する高い透過性により神経細胞死とも関連する。GABAは抑制性神経伝達物質であり、GABAを介した抑制性神経伝達を賦活する薬剤は、抗けいれん薬や麻酔薬として用いられる。

正解 ▶ D

● 脳膜・脳室の構造と脳脊髄液の産生と循環

問題 120
難易度 ★★☆

脳膜と脳脊髄液について正しいのはどれか。
A. 頭蓋骨とクモ膜の間に硬膜がある。
B. 硬膜とクモ膜の間に脳脊髄液がある。
C. 脳脊髄液の1日の産生量は約1Lである。
D. 脳脊髄液は第4脳室からモンロー孔を通ってクモ膜下腔に出る。
E. 脳脊髄液は側脳室からマジャンディー孔を通って第3脳室へ出る。

解説 外側から頭蓋骨、硬膜、クモ膜、軟膜、脳実質の順に並んでいる。脳脊髄液（CSF）はクモ膜下腔、すなわちクモ膜と軟膜の間に存在する。脳脊髄液は、ヒトでは総量約75～150 mLであり、1日の産生量は約500 mLといわれている。
脳脊髄液の循環経路は、側脳室→モンロー孔→第3脳室→シルビウス水道→第4脳室→マジャンディー孔、ルシュカ孔→クモ膜下腔（脊髄腔）→クモ膜絨毛→静脈洞の順に流れる。

正解 A

問題 121 難易度 ★★☆

脳脊髄液圧について正しいのはどれか。

A. 脳の静脈洞の圧より低い。
B. 頸静脈圧迫により低下する。
C. クモ膜下出血により高くなる。
D. 高くなると脳血流量が増加する。
E. 脳室と頸静脈の間に吻合を作ると圧が高くなる。

解説 脳脊髄液圧は静脈洞の圧より高く、この圧較差により吸収される。圧が高くなると脳血管は圧迫されて、脳血流量は減少する。圧上昇時に頸静脈圧迫すれば、さらに圧上昇し悪化する。脳室－頸静脈間の吻合は脳脊髄液圧を下げるための治療として有効である。クモ膜下出血では赤血球やヘモグロビンにより脳脊髄液の吸収が阻害されて圧上昇を起こす。

正解 C

II. 脊髄と脊髄神経

● 脊髄の構造・機能局在と伝導路

問題 122 難易度 ★★☆

脊髄灰白質においてα運動ニューロンが存在するのはどこか。

A. 前角のⅧ層
B. 前角のⅨ層
C. 中間帯のⅦ層
D. 後角のⅡ～Ⅲ層
E. 後角のⅤ層

解説 骨格筋の筋線維（錘外筋線維）は脊髄前角のα運動ニューロンに神経支配されている。灰白質はRexedのⅠ～Ⅹ層に区分されていて、α運動ニューロンは前角のⅨ層に存在する。

正解 B

問題 123
難易度 | ★ ☆ ☆

皮膚からの痛覚情報に対する脊髄上行性伝導路はどれか。

A. 脊髄小脳路
B. 脊髄固有束
C. 脊髄視床路
D. 赤核脊髄路
E. 視蓋脊髄路

解説 皮膚に加えられた痛覚刺激により、皮膚に分布する一次ニューロンのAδ、C線維終末に興奮が起こる。この情報は後根を通り、後角でニューロンをかえて、反対側の脊髄視床路を上行して視床に到達する。視床で第二次ニューロンになり、情報は皮質の体性感覚野に伝わる。脊髄小脳路は脊髄から小脳に投射する神経路の総称で、筋、腱、関節などからの深部感覚を小脳に伝達する。脊髄固有束は脊髄灰白質内の神経細胞から起こり、同じ髄節内あるいは他の髄節の灰白質に達する神経線維の束をいう。赤核脊髄路は赤核から脊髄に至る伝導路で脊髄の側索を下行し、反対側の屈筋の運動ニューロンに興奮性、伸筋の運動ニューロンに抑制性の影響を及ぼす。視蓋脊髄路は上丘から脊髄に至る投射路で頸筋による定位・指向運動の制御に関与する。

正解 ▶ C

問題 124
難易度 | ★ ☆ ☆

大脳皮質運動野から脊髄運動ニューロンに至る直接の下行路はどれか。

A. 錐体路
B. 赤核脊髄路
C. 前庭脊髄路
D. 橋網様体脊髄路
E. 延髄網様体脊髄路

解説 大脳皮質運動野から反対側の脊髄前角および脳幹運動神経核に投射する直接の下行線維は錐体路（皮質脊髄路）を通る。

正解 ▶ A

問題 125
難易度 | ★ ☆ ☆

脊髄と脊椎について正しいのはどれか。

A. 脊髄は脊椎と同じ長さである。
B. 馬尾は脊髄と同じ構造を有する。
C. 脊髄と脊髄腔下端は同じ高さにある。
D. 脊髄円錐は腰椎L1からL2の高さにある。
E. 腰椎穿刺は腰椎L1とL2の間で行われる。

解説 成人では脊髄は脊椎より短く、第1～2腰椎の高さで、脊髄円錐となって終わり、これより下位の脊髄腔には神経根のみからなる馬尾が伸びている。硬膜およびクモ膜に包まれ、脳脊髄液を満たしている脊髄腔は、仙椎の高さで終わる。腰椎穿刺は脊髄損傷を避けるために通常第3・第4腰椎間で行われる。

正解 ▶ D

● 脊髄反射と筋の相反神経支配

問題 126　難易度 ★☆☆

膝蓋腱反射を引き起こす受容器はどれか。

A. 筋紡錘
B. 錘外線維
C. パチニ小体
D. ゴルジ腱器官
E. 皮膚圧受容器

解説 腱反射は腱叩打により、筋肉が伸張され、筋紡錘中の核袋線維のらせん型終末に興奮が起こり、Ia線維を通って脊髄に至り、同一筋のα運動ニューロンを単シナプス性に興奮させ、反射性収縮を起こす。この反射弓に異常があると腱反射減弱、または亢進を起こす。

正解 ▶ A

問題 127　難易度 ★★☆

膝蓋腱反射について正しいのはどれか。

A. 大腿屈筋群は弛緩する。
B. 大腿二頭筋の収縮が起きる。
C. 腱受容器への機械的刺激による。
D. 上位脳の活動状態に影響されない。
E. 求心性神経と運動ニューロンの間に介在細胞が存在する。

解説 膝蓋腱反射は伸張反射の代表例で受容器は筋紡錘である。単シナプス反射で、求心性線維は直接大腿四頭筋運動細胞を興奮させる。一方、拮抗筋群の運動細胞には介在細胞を介して抑制作用を及ぼす（相反性神経支配）。上位中枢の活動状態は反射に影響を与える。

正解 ▶ A

問題 128　難易度 ★☆☆

ヒトの脊髄反射の中で単シナプス反射はどれか。

A. 伸張反射
B. 屈曲反射
C. 逆伸張反射
D. 交叉伸展反射
E. 相反神経反射

解説 伸張反射は単シナプス反射で、具体例として、膝蓋腱反射やアキレス腱反射がある。他はいずれも多シナプス反射である。一側肢の皮膚に侵害刺激を与えた際にその肢を引っ込める反応を屈曲反射、対側の伸筋収縮と屈筋弛緩を交叉伸展反射という。逆伸張反射は、筋の強い伸張が起こった際に筋肉が弛緩する応答で、ゴルジ腱器官を介する反射である。相反神経反射は、主動筋が収縮したときに対側拮抗筋の収縮が抑制される反応で、円滑な運動を可能にする。

正解 ▶ A

●神経叢と骨格筋支配・皮膚分布

問題 129 難易度 ★★☆

皮膚感覚神経の支配領域について正しいのはどれか。
A. 体幹では求心性線維は髄節に沿って分布する。
B. 後頭部の皮膚感覚を支配する神経は三叉神経である。
C. 四肢や体幹の皮膚感覚の求心性線維は脊髄前根に入る。
D. 四肢では各髄節の皮膚感覚支配領域は輪状に取り巻いている。
E. 皮膚の体性感覚受容器と汗腺は同じ脊髄神経に支配されている。

解説 脊髄神経による皮膚の分節的支配を皮膚分節（dermatome）という。体幹部では、各脊髄後根に含まれる皮膚求心神経に支配される領域が体の長軸方向に分節状に順次配列される。しかし、四肢ではその長軸方向に配列している。隣接する皮膚節間には、互いに重複する領域がある。皮膚分節は、末梢神経や後根の障害の判別、脊髄損傷レベルの判定などに重要である。前頭部から側頭部の皮膚感覚を支配するのは三叉神経であるが、後頭部から頭頂部に至る皮膚は大後頭神経である。汗腺は自律神経支配であり、主に胸髄から起こる。

正解 ▶ A

問題 130 難易度 ★☆☆

脊髄神経について正しいのはどれか。
A. 脊髄神経の前枝は四肢と体幹の筋を支配する。
B. 髄節の皮膚感覚支配領域と筋支配領域は同じである。
C. 神経叢の病変では感覚と運動の両者に異常が出現する。
D. 四肢の筋は単一の髄節に由来する脊髄神経に支配されている。
E. 腰髄の各髄節から出た脊髄神経はそれぞれ独立した末梢神経となる。

解説 脊髄神経は椎間孔を出ると、前枝と後枝に分かれる。前根と後根と異なり、この段階で遠心性線維と求心性線維が混ざり合う。前枝は四肢と体幹腹側・外側の筋や皮膚に分布する。後枝は深背筋と体幹背部の皮膚に分布する。胸神経を除いた脊髄神経前枝は隣接する脊髄神経同士で網目状の神経叢を形成する。脊髄の髄節、神経根、神経叢、前枝と後枝の支配領域を理解しておくことが重要である。

正解 ▶ C

Ⅲ. 脳幹と脳神経

●脳幹の構造と伝導路

問題 131 難易度 ★★☆

脳幹に反射中枢をもつのはどれか。
A. 軸索反射
B. 伸張反射
C. 逃避反射
D. 逆伸張反射
E. 立ち直り反射

解説 > 軸索反射は、皮膚などにある求心性神経の刺激が中枢方向に伝導されるとき、その一部が軸索側枝を通って再び末梢へ向かう反応をいい、反射中枢はない。伸張反射および逆伸張反射は、ともに脊髄反射である。逃避反射は脊髄に中枢をもつ多シナプス反射のひとつで、刺激された身体部位が屈曲して刺激から遠ざかる。脳幹の関与する反射は頭部の運動と位置に対して姿勢と歩行を制御し、同時に視野のずれを防ぐ。立ち直り反射は中脳が関与し、正常な位置からずれた頭部や体幹の位置を元の状態に戻す反射である。

正解 ▶ E

● 脳幹の機能

問題 132　難易度 ★★☆

血液ガスの中枢性化学受容野について誤っているのはどれか。
A. 延髄の腹側表面部に存在する。
B. 脳脊髄液の H^+ が増加すると換気量が増える。
C. この部位の細胞には炭酸脱水酵素が存在する。
D. 脳脊髄液中の酸素分圧の変化に対して感受性がある。
E. 外側傍巨大細胞核の細胞は中枢および末梢性化学受容器からの入力を統合している。

解説 > 末梢性化学受容器は主に動脈血酸素分圧と酸素含量の変化を受容する。一方、延髄の腹側表面部に存在する中枢性化学受容野は細胞外の二酸化炭素および H^+ の変化を受容する。二酸化炭素は細胞内に存在する炭酸脱水酵素の働きによって H^+ に転換されて受容される。

正解 ▶ D

問題 133　難易度 ★★☆

除脳固縮について正しいのはどれか。
A. 後根の切断により現れる。
B. 上丘と下丘の間で横断すると現れる。
C. γ運動ニューロン活性は低下している。
D. 屈曲反射の亢進のための反射性筋緊張状態である。
E. 抗重力筋（四肢の伸筋、頸筋、閉口筋）の緊張が低下している。

解説 > 上丘と下丘の間で横断すると著明な抗重力筋の持続的収縮をきたす。これは脊髄後根切断で消失するので筋紡錘入力の増加を示している。それはγ運動ニューロンの亢進に起因する。基底動脈閉鎖による小脳前葉の機能不全の場合は前庭脊髄路の亢進によるα運動ニューロンの亢進からα固縮が生じる。これは後根切断では消失しない。

正解 ▶ B

Ⅳ. 大脳と高次機能

●大脳の構造

問題 134 難易度 | ★☆☆

細胞構築からみて、層構造を示す脳部位はどれか。
A. 脳　梁
B. 視　床
C. 線条体
D. 帯状回
E. 黒　質

解説 大脳を構成する多くの脳部位の中、細胞構築からみて、層構造を示すのは大脳皮質である。5つの選択肢の中、大脳皮質は帯状回だけである。

正解 ▶ D

問題 135 難易度 | ★☆☆

大脳皮質体性感覚野へ求心性線維を直接送る脳部位はどれか。
A. 赤　核
B. 視　床
C. 淡蒼球
D. 尾状核
E. 小脳核

解説 大脳皮質への入力線維には、大脳皮質内の連合線維や交連線維に加えて入力が重要である。視床は嗅覚を除く全感覚情報を大脳皮質へ中継している。小脳核は小脳髄質の深部にある神経細胞集団で、小脳皮質プルキンエ細胞の軸索の投射を受け、小脳核からの遠心路は小脳赤核路および小脳視床路を形成する。淡蒼球は大脳基底核のひとつで体性運動の調節に関与している。尾状核も大脳基底核のひとつで、大脳皮質運動関連領野、一次体性感覚野以外の大脳皮質の広い領域からの入力を受けている。赤核は主として皮質運動野および小脳核からの求心性線維を受け、小脳核、三叉神経知覚核、顔面神経核など、さらに延髄や脊髄にも投射する。

正解 ▶ B

●大脳皮質の機能局在

問題 136 難易度 | ★★☆

右側視床出血が左側運動麻痺を伴う理由はどれか。
A. 左側内包を通る右側脊髄視床路が視床に隣接するため。
B. 右側外包を通る左側側頭橋核路が視床に隣接するため。
C. 右側外包を通る右側錐体路が視床に隣接するため。
D. 右側内包を通る左側錐体路が視床に隣接するため。
E. 右側内包を通る右側皮質脊髄路が視床に隣接するため。

解説 視床出血という大脳内の血管障害によって左側運動麻痺を生じる場合は、遠心性線維の障害を考えるべきなので、Aは消去すべきである。さらに外包は視床に隣接していないので、BおよびCは消去すべきである。一方、右側の皮質脊髄路(あるいは錐体路)は同じ右側の内包を通るので、Dは消去すべきである。したがって正解はEである。

正解 ▶ E

問題 137　難易度 | ★☆☆

一次体性感覚野について正しいのはどれか。

A. 体部位再現性がある。
B. Brodmann(ブロードマン)17野に相当する。
C. 対側と同側の皮膚刺激が同等の応答を誘発する。
D. 脊髄後索-内側毛帯路からの入力は1層細胞に投射する。
E. 視床の外側腹側基底核からの入力は3層細胞に投射する。

解説 大脳皮質一次体性感覚野はBrodmann(ブロードマン)3、2、1野に存在し、皮質層構造は3、5層が未発達である。脊髄後索-内側毛帯路からの入力は視床の外側腹側基底核を経て、4層の細胞に投射する。機能的には、皮膚刺激により対応して神経活動を誘発する体部位が決まっており、体部位局在(再現)がある。対側の皮膚の受容野は小さく、両側に受容野をもつことはない。

正解 ▶ A

問題 138　難易度 | ★☆☆

連合野の特徴について正しいのはどれか。

A. 連合野は細胞構築上6層が未完成である。
B. 前頭連合野の単独破壊では症状はみられない。
C. 頭頂連合野の障害では前行性健忘が起こる。
D. 側頭連合野には言語中枢がある。
E. 後頭連合野には聴覚中枢が存在する。

解説 広義の連合野は、運動野と感覚野を除いた部位で、6層の均等な層構造を形成している。連合野は4つに区分される、後頭連合野には視覚の上位中枢があり、頭頂連合野では異なる感覚の統合が認められ、空間認知などに関連している。側頭連合野には言語中枢が存在し、言語機能に関係する部分と、海馬とのつながりから記憶に関係する部分がある。前頭連合野では抽象的な事柄の想起や計画の立案といったより高次の機能を司るとされ、破壊により性格の変化が生じることが臨床病理で報告されている。

正解 ▶ D

問題 139

難易度 | ★★★

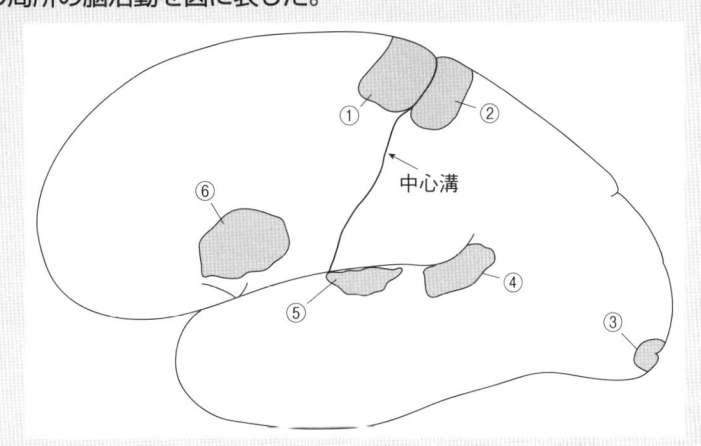

健常成人の局所の脳活動を図に表した。

（図：大脳の側面図。①〜⑥の活動部位と中心溝が示されている）

1) ①から⑥までの脳部位について正しいのはどれか。
A. ①は言語に関する高次機能を司る。
B. ②は一次体性感覚野である。
C. ④は一次運動野である。
D. ⑤は④からの情報入力を受ける。
E. ⑥は②からの情報入力を受ける。

2) 図の解釈で正しいのはどれか。
A. ①は聴覚野の活動亢進を示している。
B. ②は記憶に関係する部位の活動亢進を示している。
C. ③は視覚野の活動亢進を示している。
D. ④は体性感覚野の反応である。
E. ⑤は言語中枢である。

3) 文字を見せる課題を与えたときにはどのような結果が期待できるか。
A. ①と②の脳血流量が増加する。
B. ②と⑥の脳血流量が増加する。
C. ③と④の脳血流量が増加する。
D. ①と⑤の脳血流量が増加する。
E. ④と⑤の脳血流量が増加する。

解説 大脳皮質は機能の局在があり、部位によりそれぞれ異なる機能を司る。①は一次運動野、②は一次体性感覚野、③は一次視覚野、④はWernicke（ウェルニッケ）言語野、⑤は一次聴覚野、⑥はBroca（ブローカ）の言語野にあたる。文字を表示して意味を解釈するには、視覚と言語機能の両方が必要となる。

正解 1)-B、2)-C、3)-C

B 人体各器官の正常構造と機能

問題 140 難易度 | ★☆☆

REM 睡眠について正しいのはどれか。
A. 霊長類に特異的な睡眠である。
B. 後頭部優位のα波が出現する。
C. 下肢の骨格筋の緊張度が上昇する。
D. 乳児期には REM 睡眠の頻度は高い。
E. 通常1回の睡眠において一度出現する。

解説 ▷ 睡眠障害を理解するうえで、必要な REM 睡眠の基礎知識を問う。一般のほ乳類や鳥類でも観察される。低振幅速波の出現が特徴である。REM 睡眠では、外眼筋を除いて緊張度は低下する。REM 睡眠、NREM 睡眠は一晩に何度か繰り返し出現する。

正解 ▶ D

● 記憶・学習の機序・辺縁系

問題 141 難易度 | ★☆☆

記憶について正しいのはどれか。
A. 記憶痕跡は記憶想起により弱められる。
B. 手続き的記憶は技能で修得した行動の変化である。
C. 逆行性健忘は新たな情報を学習することができない。
D. 前行性健忘は以前に記憶した内容の想起ができない。
E. エピソード記憶は陳述的記憶と意味記憶に分けられる。

解説 ▷ 記憶の種類についての設問である。記憶痕跡は使われる度に増加する。手続き的記憶は技能を修得したときの行動の変化である。逆行性健忘は脳を損傷する以前に記憶した内容は想起ができない。前行性健忘は新たな情報は学習することができない。陳述的記憶が、エピソード記憶と意味記憶に分けられる。

正解 ▶ B

V. 運動系

● 随意運動の発現・錐体路

問題 142 難易度 | ★☆☆

皮質脊髄路について正しいのはどれか。
A. 中脳で正中を越えて交叉する。
B. 運動野Ⅲ層の細胞が起始細胞である。
C. 脳幹部で二次ニューロンに乗り換える。
D. 脊髄運動ニューロンと単シナプス結合をする。
E. Brodmann（ブロードマン）3野の錐体細胞の軸索である。

解説 皮質脊髄路は錐体路とも呼ばれ、4野、6野のⅤ層に存在する大型錐体細胞を起始とし、延髄から脊髄に入る時点で交叉（錐体交叉）して反対側の体の動きを制御する。脊髄運動ニューロンには直接投射して単シナプスを形成する。

正解 ▶ D

問題 143　難易度｜★☆☆

脊髄前角が障害を受けたときの症状で正しいのはどれか。
A. 筋力低下
B. 筋の緊張亢進
C. 腱反射の亢進
D. クローヌス反射の出現
E. バビンスキー反射の出現

解説 前角の障害により末梢性麻痺を起こす。下位運動ニューロン障害は、脳幹部より下位で障害を受けたときに生じる症状である。筋緊張は低下し弛緩性麻痺が観察される。腱反射は減弱〜消失するが、上位運動ニューロンの障害によって起こる病的反射（バビンスキー反射、クローヌス反射）は、脊髄前角の障害ではみられない。

正解 ▶ A

問題 144　難易度｜★★☆

錐体路障害で出現する症状はどれか。
A. チック
B. アテトーゼ
C. ジストニー
D. ミオクローヌス
E. 折りたたみナイフ現象

解説 錐体路障害では痙直（spastiscity）が観察される。痙直は他動的に患者の四肢を動かそうとすると、運動開始時に強い抵抗があるが運動が始まると抵抗がスッと抜ける。この現象を「折りたたみナイフ現象」という。病的反射も出現する。ミオクローヌス、アテトーゼ、チック、ジストニーは錐体外路障害でみられる。

正解 ▶ E

● 小脳の構造と機能

問題 145　難易度｜★☆☆

小脳傷害の患者に特徴的な症状はどれか。
A. 意識障害
B. 構音障害
C. 呼吸停止
D. 四肢の運動麻痺
E. 持続する不随意運動

解説 小脳性の運動障害として構音障害がある。小脳性の不随意運動は、企図振戦で、運動時にみられる。

正解 ▶ B

問題 146　難易度 ★★☆

前庭動眼反射の制御に関係しているのはどこか。

A. 小脳核
B. 小脳半球
C. 小脳虫部
D. 小脳中間部
E. 片葉小節葉

解説 前庭動眼反射の制御に関係しているのは、片葉小節葉（前庭小脳）であり、この部分のプルキンエ細胞は、小脳核ではなく、前庭核に出力する。

正解 ▶ E

問題 147　難易度 ★☆☆

小脳皮質から小脳核へのプルキンエ細胞による出力の神経伝達物質はどれか。

A. GABA
B. アセチルコリン
C. グルタミン酸
D. セロトニン
E. ノルアドレナリン

解説 小脳皮質は、分子層、プルキンエ細胞層および顆粒層からなる。プルキンエ細胞は小脳皮質に1層に配列する大型の神経細胞であり、その軸索は小脳核ニューロンに対して抑制性のシナプス結合をする。その神経伝達物質はGABA（γ-アミノ酪酸）である。

正解 ▶ A

●大脳基底核の線維結合と機能

問題 148　難易度 ★☆☆

大脳基底核を構成しないのはどれか。

A. 黒　質
B. 被　殻
C. 尾状核
D. 視床下核
E. 視床下部

解説 大脳基底核は尾状核（caudate nucleus）、被殻（putamen）、淡蒼球（globus pallidus）、視床下核（subthalamic nucleus）、黒質（substantia nigra）の5つの核からなる。尾状核と被殻はまとめて線条体と呼ばれる。

正解 ▶ E

問題 149

難易度 | ★☆☆

線条体の線維連絡で正しいのはどれか。

A. 視床下核へコリン作動性線維を送る。
B. 淡蒼球内節へドーパミン作動性線維を送る。
C. 黒質緻密部から GABA 作動性入力を受ける。
D. 大脳皮質感覚野からコリン作動性入力を受ける。
E. 大脳皮質運動野からグルタミン酸作動性入力を受ける。

解説 線条体は主たる大脳基底核の入力部位である。(1) 大脳皮質（運動野、感覚野、前頭連合野）からはグルタミン酸作動性線維が入力し、(2) 黒質緻密部からはドーパミン作動性入力がある。線条体からの出力は GABA 作動性で (1) 淡蒼球内節へ直接出力する経路（直接路）と、(2) GABA 作動性の淡蒼球外節、グルタミン酸作動性の視床下核のニューロンを順に介して淡蒼球内節へと出力する経路（間接路）がある。

正解 ▶ E

問題 150

難易度 | ★☆☆

大脳皮質 - 大脳基底核ループについて正しいのはどれか。

A. 線条体投射ニューロンは大脳皮質から抑制を受ける。
B. 直接路の興奮は淡蒼球内節ニューロンに脱抑制を起こす。
C. 視床から大脳皮質への投射は大脳皮質ニューロンに脱抑制を起こす。
D. 淡蒼球内節から視床への投射はグルタミン酸作動性ニューロンである。
E. 直接路では線条体投射ニューロンが淡蒼球内節ニューロンを抑制する。

解説 図にあるように、大脳皮質の興奮は抑制性（GABA 作動性）の線条体投射ニューロンを興奮させ、淡蒼球内節のトニックに活動している抑制性（GABA 作動性）ニューロンを抑制する（直接路の生理作用）。これにより、淡蒼球内節ニューロンによる視床ニューロンの抑制が抑えられて視床ニューロンの興奮が誘発される（視床ニューロンの脱抑制）。結果として大脳皮質ニューロンを興奮させる。

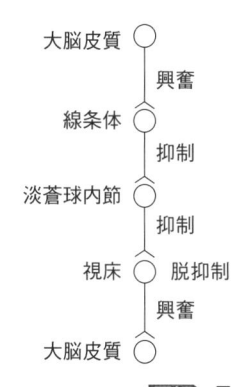

大脳皮質 ○
　↓ 興奮
線条体 ○
　↓ 抑制
淡蒼球内節 ○
　↓ 抑制
視床 ○ 脱抑制
　↓ 興奮
大脳皮質 ○

正解 ▶ E

問題 151

難易度 | ★★☆

大脳基底核の障害はどれか。

A. 痙直
B. 弛緩性麻痺
C. ハンチントン舞踏病
D. 折りたたみナイフ現象
E. バビンスキー反射の亢進

解説 Cはよく知られている疾患であり、錐体外路の中枢である大脳基底核の異常が原因である。Bは末梢性麻痺の症状である。A、D、Eは錐体路障害である。

正解 C

VI. 感覚系

●表在・深部感覚と伝導路・関連痛

問題 152　難易度 ★★☆

癌性疼痛の患者の治療に脊髄の前側索（図の影の部分）を破壊するコルドトミーという方法が用いられる。この治療方法の効果のうち誤っているのはどれか。

A. 触覚は変わらない。
B. 温度を感じなくなる。
C. 振動覚は変わらない。
D. 膝蓋腱反射がなくなる。
E. 平衡感覚は変わらない。

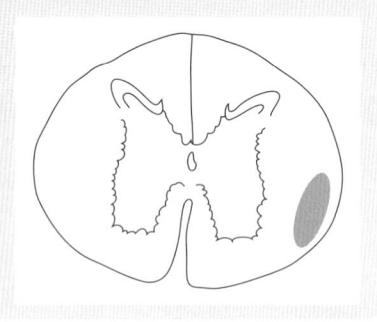

解説 触圧覚の伝導路と温痛覚（痛覚と温度感覚）の伝導路が異なることを利用して行われる癌性疼痛の治療である。痛覚と温度感覚は脊髄視床路を通り、触覚、深部感覚は後索を通る。

正解 D

問題 153 難易度 | ★★☆

図は皮膚の感覚神経の振動に対する閾値を測定したグラフである。

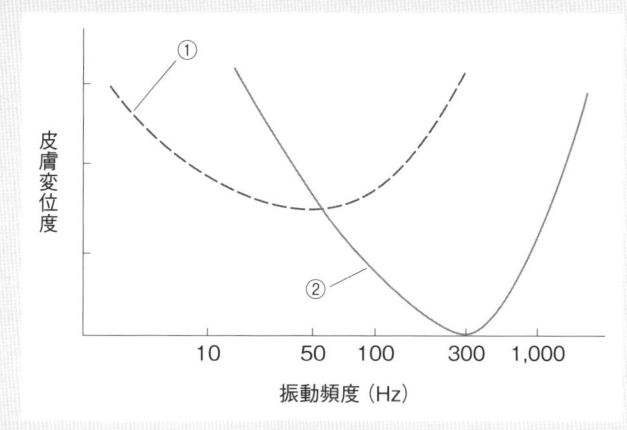

(グラフ：横軸 振動頻度（Hz）10, 50, 100, 300, 1,000、縦軸 皮膚変位度、曲線①（破線）は50Hz付近で最小、曲線②（実線）は300Hz付近で最小)

1) 曲線①・②の感覚受容器とその適刺激の組み合わせで正しいのはどれか。

A. 曲線①の感覚受容器――――300 Hz の振動
B. 曲線①の感覚受容器――――5 Hz の振動
C. 曲線②の感覚受容器――――10 Hz の振動
D. 曲線②の感覚受容器――――300 Hz の振動
E. 曲線②の感覚受容器――1,000 Hz 以上の速い振動

2) 曲線①・②の測定値が記録された感覚受容器はどれか。

A. 曲線①の感覚受容器――ルフィニ小体
B. 曲線①の感覚受容器――パチニ小体
C. 曲線②の感覚受容器――メルケル小体
D. 曲線②の感覚受容器――ルフィニ小体
E. 曲線②の感覚受容器――パチニ小体

3) 曲線②の感覚受容器について正しいのはどれか。

A. 受容野が小さい。
B. 速い順応を示す。
C. カプセルをかぶっていない。
D. 圧を感知するのに適している。
E. 浅い真皮層の直下に存在する。

解説 曲線①はマイスネル小体、②はパチニ小体であり、どちらも順応が速い。マイスネル小体は、30～50 Hz の遅い振動を適刺激とする皮膚の浅い部分に存在する受容器であり、パチニ小体は、300 Hz の速い振動を最適刺激とする皮膚の深いところに存在する感覚受容器である。

正解 1)-D、2)-E、3)-B

問題 154

難易度 | ★☆☆

関連痛について正しいのはどれか。

A. 肝臓の関連痛は左側に多い。
B. 心臓の関連痛は右側に多い。
C. 内臓感覚は体性神経によって伝えられる。
D. 痛みの起因部位から離れた部位に感じる痛みをいう。
E. 痛みを感じる部位と起因部位は離れた脊髄分節に支配されている。

解説 関連痛は同一あるいは近傍の脊髄分節に神経支配される部位に起こる。内臓の感覚は自律神経（交感神経）によって脊髄後角に達する。心臓に起因する関連痛は左側で、肝臓・胆嚢に起因する関連痛は右側で知覚される。

正解 ▶ D

VII. 自律機能と本能行動

● 自律神経の局在・末梢分布・機能と伝達物質

問題 155

難易度 | ★☆☆

自律性支配、二重支配、拮抗支配のすべてを受けているのはどれか。

A. 胃
B. 骨格筋
C. 唾液腺
D. 瞳孔散大筋
E. 大部分の血管

解説 自律性支配は、瞳孔散大筋、大部分の血管、唾液腺および胃。二重支配は、唾液腺および胃。拮抗支配は胃のみ。

正解 ▶ A

問題 156

難易度 | ★☆☆

神経支配の図を示す。神経伝達物質がノルアドレナリンなのはどれか。

A. ①
B. ②
C. ③
D. ④
E. ⑤

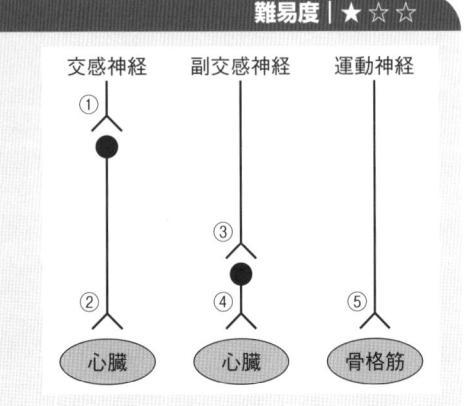

解説 交感神経節後ニューロンからはノルアドレナリンが放出される。

正解 ▶ B

問題 157 難易度 | ★☆☆

交感神経活動が亢進したときの反応はどれか。
A. 徐　脈
B. 発汗減少
C. 瞳孔散大
D. 陰茎勃起
E. 気管支収縮

解説 徐脈、陰茎勃起、気管支収縮は副交感神経の亢進でみられる。発汗は交感神経の亢進で増加する。

正解 ▶ C

● 視床下部の構造と機能

問題 158 難易度 | ★★☆

視床下部に関連するホルモンについて正しいのはどれか。
A. レプチンは飲水行動を調節する。
B. グレリンは摂食行動を促進する。
C. バソプレシンは CRH 分泌を抑制する。
D. 成長ホルモンはソマトスタチン分泌を抑制する。
E. プロラクチンは正中隆起からのドーパミン分泌を抑制する。

解説 レプチンは視床下部にある受容体を介して摂食行動を調節している。視床下部のドーパミンはプロラクチンの分泌を抑制する。ドーパミン分泌はプロラクチンにより促進される。グレリンは胃で産生されるペプチドホルモンで、視床下部に働いて摂食行動を促進する。バソプレシンには CRH 分泌促進作用がある。ソマトスタチンは成長ホルモン分泌を抑制する。

正解 ▶ B

問題 159 難易度 | ★☆☆

視床下部に存在する中枢として誤っているのはどれか。
A. 飲水中枢
B. 嚥下中枢
C. 生殖中枢
D. 摂食中枢
E. 体温調節中枢

解説 嚥下中枢は延髄に存在する。

正解 ▶ B

●ストレス反応と本能・情動行動

問題 160 難易度｜★☆☆

摂食行動が亢進すると考えられるのはどれか。

A. 血糖値の上昇
B. 脂肪細胞の増加
C. レプチンの放出
D. グレリン分泌の増加
E. 視床下部外側野の破壊

解説 摂食行動は、血糖値の上昇、脂肪細胞の増加（レプチンの放出量の増加）、レプチンの放出、視床下部外側野の破壊などによって抑制される。グレリン分泌が増加すると空腹感が生じる。

正解 ▶ D

問題 161 難易度｜★☆☆

飲水行動が誘引される状態はどれか。

A. 唾液分泌の増加
B. 血漿浸透圧の低下
C. 左心房の容積増加
D. 電解質濃度の低下
E. 血中アンジオテンシンⅡの濃度増加

解説 水分量の低下、浸透圧の上昇、血中アンジオテンシンⅡ濃度増加によって飲水行動が誘引される。水分量が低下すると唾液分泌の減少、血漿浸透圧や電解質濃度の上昇が起こる。左心房の容積受容器によって容積の低下が検出されることは飲水行動の誘引である。

正解 ▶ E

3 皮膚系

● 皮膚の組織構造

問題 162 難易度 | ★ ☆ ☆

皮膚について正しいのはどれか。
A. 真皮の大部分は角質細胞からなる。
B. 表皮と真皮とは有棘層で隔てられる。
C. 総面積はおおよそ $0.6\,m^2$ 程度である。
D. 免疫における非特異的防御の機能をもつ。
E. 皮下組織まで加えた重量は体重のおおよそ 35% 程度である。

解説 総面積はおおよそ $1.6\,m^2$ 程度である。皮下組織まで加えた重量は体重のおおよそ 15% 程度である。表皮と真皮とは基底膜で隔てられる。真皮の大部分は線維性結合組織からなる。表皮が物理的な意味で非特異的防御の機能をもつ。

正解 ▶ D

問題 163 難易度 | ★ ☆ ☆

図は皮膚の組織像を示す。表皮はどれか。
A. ①+②
B. ②+③
C. ①+②+③
D. ②+③+④
E. ①+②+③+④

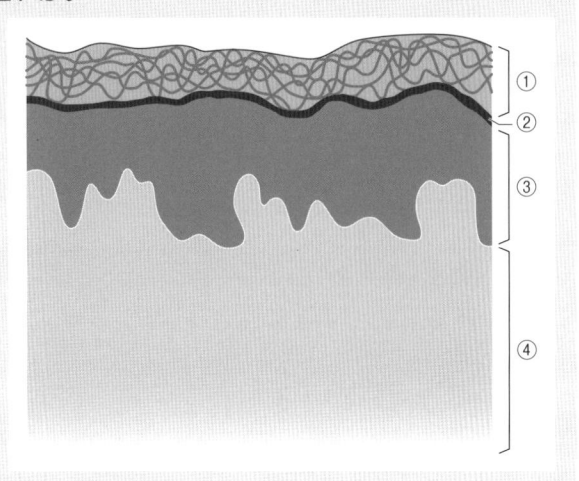

解説 表皮は角質層、顆粒層、有棘層および基底層からなる。①は角質層、②は顆粒層、③は有棘層および基底層に相当し、④は真皮の部分である。

正解 ▶ C

人体各器官の正常構造と機能

問題164 皮膚のランゲルハンス細胞について正しいのはどれか。 難易度|★☆☆

A. 真皮に存在する。
B. 色素顆粒を有する。
C. インスリンを産生する。
D. サイトカインを分泌する。
E. 角化細胞（ケラチノサイト）由来である。

解説 ランゲルハンス細胞は骨髄由来の樹枝状細胞であり、バーベック顆粒を有するのが特徴である。表皮の有棘細胞層に孤立性に散在し、抗原提示能をもち、サイトカイン分泌を行って免疫に関与している。インスリンを産生するのは膵臓のランゲルハンス島のB細胞である。

正解 D

● 皮膚の細胞動態と角化、メラニン形成の機構

問題165 表皮の細胞動態について正しいのはどれか。 難易度|★★☆

A. 表皮角化細胞の分化は真皮乳頭層で生じる。
B. 有棘細胞は上層に向かうに従って球形になる。
C. メラノソームは細胞質の核上方で核帽を形成する。
D. 角質細胞の細胞内には核と細胞小器官が残存している。
E. 角質細胞に最も豊富に存在する線維はアクチンである。

解説 表皮角化細胞の分化は表皮基底層で起こる。有棘細胞は5〜10層程度からなり、下層（基底層の近く）では多角形で、上層に向かうに従いやや扁平になる。顆粒層ではさらに扁平となる。表皮のメラノサイトは基底層に存在し、成熟すると隣接する基底細胞や有棘細胞にメラノソームを供給する。メラノソーム内は細胞質の核上方で核帽を形成する。メラノソームで生合成されたメラニンは紫外線から核を保護している。角質細胞は角化の際に核と細胞小器官が消失し、ケラチン線維で満たされる。

正解 C

問題166 メラノソームにおけるメラニン（ユーメラニン）生合成経路を示す。①にあてはまるのはどれか。 難易度|★★☆

A. インドールキノン
B. チロシン
C. チロシナーゼ
D. ドーパキノン
E. ドーパクロム

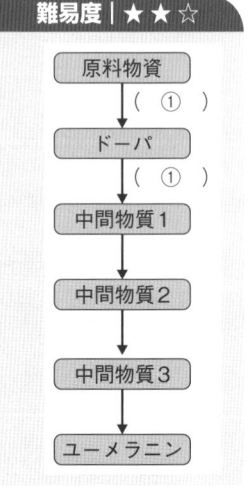

原料物資
↓ (①)
ドーパ
↓ (①)
中間物質1
↓
中間物質2
↓
中間物質3
↓
ユーメラニン

解説 メラニン（ユーメラニン）はメラノサイトの中で生合成される。メラニンの原料物質はチロシンで、そこからドーパが生成され、ドーパを基質としてドーパキノンが生成される。さらにドーパキノンがドーパクロム、そしてインドールキノンと変化し、結合してユーメラニンとなる。チロシナーゼは、チロシンからドーパ、ドーパからドーパキノンが生成される過程で触媒として働く。

正解 ▶ C

●皮脂分泌・発汗・経皮吸収

問題 167　難易度｜★☆☆

発汗機能について正しいのはどれか。
A. アポクリン汗腺は全身の皮膚に分布する。
B. アポクリン汗腺は精神性発汗の機能を担う。
C. エクリン汗腺は等張の汗を分泌する。
D. エクリン発汗は体温調節の役割をもつ。
E. エクリン汗腺はアドレナリン作動性交感神経線維の支配を受ける。

解説 エクリン汗腺は全身に分布し、手掌・足底のものは精神性発汗に関与し、手掌・足底を除いた部位のものは温熱性発汗に関わる。エクリン汗腺はコリン作動性交感神経節後線維の支配を受けており、視床下部にある体温調節中枢の支配下に汗を産生する。エクリン汗腺では汗は底部の分泌管で産生される（原汗）。この汗は等張であるが、これが導管を通過する途中でその成分の Na^+ が再吸収され、皮膚面に分泌されるときは低張となる。アポクリン汗腺は、腋窩、会陰部など限局した部位に存在し、分泌される汗は腋臭の原因となるが、アポクリン発汗の本来の役割は定かではない。すなわちエクリン汗腺の大部分は温熱性発汗に関与し、皮膚からの熱放散量を調節して体温調節の役割を果たすので、正解はD。

正解 ▶ D

4 運動器（筋骨格）系

● 骨・軟骨・関節・靱帯の構造と機能

問題168 難易度 | ★☆☆

腱と靱帯の損傷後、治癒の過程で多く生成されるものはどれか。
A. ミオシン
B. メラニン
C. コラーゲン
D. ミオグロビン
E. ハイドロキシアパタイト

解説 腱と靱帯は主としてⅠ型コラーゲンで構成されている。損傷後の治癒過程は、炎症期と再生期に分けられ、炎症期と初期再生期には、Ⅲ型コラーゲンが多く生成される。後期再生期にはⅠ型コラーゲンの生成が開始され、優勢を占めるようになる。ミオシンは太い筋フィラメントの主要構成蛋白質、ミオグロビンは筋中にある酸素分子結合蛋白質、ハイドロキシアパタイトは骨の無機成分である。またメラニンは表皮などに含まれる色素である。損傷後の治癒過程で、主成分であるコラーゲン生成の重要性を問う。

正解 ▶ C

問題169 難易度 | ★☆☆

人体の位置および運動の表現について正しいのはどれか。
A. 頭部を後方に倒す運動は屈曲である。
B. 肘を曲げた前腕を外方へ移動する運動は外転である。
C. 上腕を側方に上げる運動は外転である。
D. 上腕を前方に上げる運動は伸展である。
E. 手首を回して親指を身体から遠ざける運動は回内である。

解説 頭部を後方に倒す運動は頸部の伸展である。肘を曲げた前腕を外方へ移動する運動は外旋である。上腕を側方に上げる運動を外転という。上腕を前方に上げる運動は屈曲である。手首を回して親指を身体から遠ざける（手掌を上に向ける）運動は回外である。

正解 ▶ C

● 四肢の主要筋群の運動と神経支配

問題 170 難易度 | ★★☆

68歳の男性。一側下肢の動きが硬直してぎこちなく、股関節を中心に外側に半円を描くように歩行する。原因として正しいのはどれか。

A. 小脳梗塞
B. 腓骨神経麻痺
C. 視床出血後遺症
D. パーキンソン病
E. 筋ジストロフィー

解説 脳卒中片麻痺で起こる歩行障害の典型的な例。片麻痺は大脳半球から脳幹部までの出血・梗塞・外傷などによる皮質脊髄路の障害で生じる。小脳梗塞では失調歩行、筋ジストロフィーの典型例では中殿筋（股外転筋）歩行、腓骨神経麻痺では垂れ足、Parkinson（パーキンソン）病では小刻み歩行・すくみ足現象をみる。

正解 C

問題 171 難易度 | ★★☆

持久力向上のために有酸素運動からなるトレーニングを行った。筋肉に起こる主な適応変化はどれか。

A. Ⅱ型線維の増加
B. ミオグロビンの減少
C. 毛細血管密度の増加
D. 最大酸素消費量の減少
E. ミトコンドリア数の減少

解説 持久力とは運動を長時間続けることのできる能力で、主に酸素分子結合蛋白質（ミオグロビン）を多く含むⅠ型線維（遅筋）によって担われる。持久力は有酸素運動からなるトレーニングで向上する。トレーニングの過程で筋肉に起こる最も重要な適応変化は、毛細血管密度の著しい増加である。筋細胞ではミトコンドリアの呼吸能が増し、最大酸素消費量が増加する。

正解 C

問題 172 難易度 | ★★☆

骨格筋について正しいのはどれか。

A. 赤筋は速い運動を担う。
B. 紡錘筋の収縮力は強い。
C. 筋紡錘は伸展受容器である。
D. 靱帯は骨と筋肉をつなぐ結合組織である。
E. アクチンフィラメントにはATPase活性がある。

解説 骨格筋は、ミオグロビンの量により赤筋（遅筋）と白筋（速筋）に区別される。また筋線維の走行から筋束が平行な紡錘筋と筋束が斜に走る羽状筋に分けられ、羽状筋では収縮力が出やすい。筋紡錘は錘内筋線維に存在し、筋の伸展を検知する。骨と筋肉をつなぐ結合組

織は腱、骨と骨をつなぐ結合組織は靱帯である。筋線維の収縮蛋白、ミオシンとアクチンのうちで、ATPase活性があるのはミオシンである。

正解 ▶ C

● 骨の成長と骨形成・吸収の機序

問題 173　難易度 | ★ ☆ ☆

骨組織は、骨芽細胞による骨形成と破骨細胞による骨吸収で絶えず作り変えられている（骨リモデリング）。そのバランスが崩れ骨粗鬆症のリスクが高まる場合の組み合わせで正しいのはどれか。

A. 肥満―――――――――骨芽細胞の骨形成抑制
B. ビタミンD摂取―――――破骨細胞の骨吸収促進
C. カルシトニン投与――――破骨細胞の骨吸収促進
D. エストロゲン投与―――――破骨細胞の骨吸収促進
E. 宇宙飛行（無重力）―――骨芽細胞の骨形成抑制

解説　骨粗鬆症は、骨形成の減少あるいは骨吸収の増加による骨リモデリングの破綻によって生じる。骨芽細胞による骨形成は荷重により促進し、骨密度は基礎疾患がなければ、筋肉量や体重に比例して増加するため、肥満者は一般に骨粗鬆症になりにくい。一方、宇宙飛行士のように無重力下に長く曝されると骨密度が減少する。カルシトニン、エストロゲンは破骨細胞の骨吸収を抑制し、ビタミンDは腸管からのCa吸収を促進させるため、骨粗鬆症のリスクを抑える効果がある。なお、ヒトのカルシトニンは生理活性が低く、骨粗鬆症治療には魚類のカルシトニンが用いられる。

正解 ▶ E

問題 174　難易度 | ★ ☆ ☆

骨形成・吸収について正しいのはどれか。

A. 破骨細胞はコラーゲン分解を抑制する。
B. 破骨細胞は酸を分泌して骨を吸収する。
C. 胎生期には二次骨化中心で骨化が起こる。
D. 骨芽細胞はコラーゲンを分解し骨を形成する。
E. 幼児では1年に骨のカルシウムの約半分が交換される。

解説　胎生期の骨形成は一次骨化中心で起こる。骨のカルシウムは、幼児では1年に100%に相当する量が交換される。骨芽細胞から分泌されたコラーゲンにカルシウムが沈着して、骨が形成される。破骨細胞は、酸を分泌しハイドロキシアパタイトからカルシウムを放出させ、またプロテアーゼを分泌してコラーゲンを分解する。

正解 ▶ B

問題175

難易度 | ★☆☆

長管骨の形成過程について正しいものはどれか。

A. 膜内骨化により行われる。
B. 破骨細胞がカルシウムを沈着する。
C. カルシトニンが骨の成長を促進する。
D. 骨端軟骨細胞が長軸方向への成長を担う。
E. 骨端軟骨細胞の増殖は最近位が最も盛んである。

解説 骨形成には軟骨内骨化と膜内骨化がある。頭蓋骨は膜内骨化であるが、長管骨は骨幹部と骨端部の間で増殖する軟骨細胞の骨化によって形成される。カルシウムの沈着による骨化は骨芽細胞によって行われる。骨端軟骨は4層に分かれ、最近位は静止軟骨層である。長軸方向への成長は、骨端の軟骨細胞層（骨端板）の増殖に依存し、成長ホルモンによって促進される。骨端板が骨化し骨幹部と骨端部がつながる（骨端閉鎖）と成長は停止する。

正解 ▶ D

●抗重力筋

問題176

難易度 | ★☆☆

ヒラメ筋のように、姿勢の保持や持続張力の発生に使われる筋肉に含まれる主な筋線維はどれか。

A. C線維
B. α線維
C. 白筋線維
D. Ⅰ型（遅筋）線維
E. Ⅱb型（速筋）線維

解説 筋線維による機能の違いを問う。筋線維にはⅠ型（遅筋）線維、Ⅱb型（速筋）線維およびその中間型（Ⅱa型）がある。Ⅰ型線維は緩徐に収縮するが、疲労しにくい。Ⅱ型線維は速く収縮できる。またミオグロビンの含量により赤筋（ⅠとⅡa）と白筋（Ⅱb）に区別され、赤筋は持続張力の発生、白筋は速い運動に関与する。ヒラメ筋はほとんどがⅠ型線維からなる赤筋である。α線維、C線維は神経線維である。

正解 ▶ D

5 循環器系

●心臓の構造と分布する血管・神経

問題 177 難易度 ★☆☆

正しいのはどれか。
A. 心尖は心臓の上部にある。
B. 心基底部の面は水平である。
C. 刺激伝導系は神経組織からなる。
D. 僧帽弁は左心房と左心室の間にある。
E. 心房筋と心室筋との間にはギャップ結合がある。

解説 ▷ 心尖は心室の最先端部で左下方にある。心基底部は心房を取り除いた心室の上面で、後方に傾いている。刺激伝導系は特殊心筋からなる。僧帽弁は左房室弁のことで、三尖弁は右房室弁である。

正解 ▷ D

問題 178 難易度 ★☆☆

冠循環について正しいのはどれか。
A. 心臓拡張期に血流量が最大になる。
B. 安静時心拍出量の約1％が流れる。
C. 交感神経刺激により冠血流量は低下する。
D. 右冠状動脈が狭窄すると心拍数が増加する。
E. 全身酸素消費量の約5％の酸素が供給される。

解説 ▷ 冠血流量は、心拍出量の約5％、全身の酸素消費量の約10％が供給される。他臓器の血管と異なり、血流量は拡張期に最大になり、交感神経の活動亢進により拡張する。右冠状動脈は洞房結節、房室結節を養っているので、この動脈の疾患では心拍数の減少や房室ブロックが引き起こされる。したがって正解はA。

正解 ▷ A

問題 179 難易度 ★☆☆

心臓を支配する神経について正しいのはどれか。
A. 心臓交感神経は収縮に対して抑制的に働く。
B. 心臓交感神経末端からアトロピンが放出される。
C. 心臓交感神経は心房内で節後ニューロンに移行する。
D. 心臓迷走神経を切断すると心拍数が増加する。
E. 心臓迷走神経末端からノルアドレナリンが放出される。

解説 心臓交感神経は心筋の興奮・収縮に対して促進性、心臓迷走神経は抑制性に働く。交感神経末端からはノルアドレナリン、迷走神経末端からはアセチルコリンが放出される。通常は迷走神経優位に働いているが、心臓迷走神経を切断すると抑制がとれ、相対的に交感神経優位となり心拍数が増加する。心臓迷走神経は主に洞房結節と房室結節を支配している。心臓交感神経は交感神経管で節後ニューロンに移行するが、心臓迷走神経は心房内で節後ニューロンに移行する。

正解 D

問題 180 難易度 ★☆☆

うっ血性左心不全に際して通常心陰影が拡大する。その理由として正しいのはどれか。

A. 左心房が肥大するから。
B. 大動脈が拡大するから。
C. 肺水腫の陰が重なるから。
D. 左室拡張終期容積が増大するから。
E. 右心室に圧迫されて左心室が左右に偏位するから。

解説 うっ血性心不全では慢性的に心収縮力が低下するために、心拍出量維持のために心臓は拡大して収縮力の不足を補う（フランク・スターリングの心臓の法則）。また、循環血液量を維持するために水分が体内に貯留することも左心室の拡張の原因となる。

正解 D

● 心筋細胞の微細構造と機能

問題 181 難易度 ★☆☆

アドレナリンβ受容体刺激による心筋収縮調節機構の各反応について正しいのはどれか。

A. 弛緩速度が遅くなる。
B. ミオシンがリン酸化される。
C. トロポニンの Ca^{2+} 感受性が上昇する。
D. 細胞内サイクリック AMP 濃度は低下する
E. 細胞内に増加した Ca^{2+} は速やかに減少する。

解説 β受容体刺激により、細胞内サイクリック AMP 濃度が上昇し、プロテインキナーゼ A が活性化され、Ca^{2+} チャネルタンパク質、Ca^{2+} 放出チャネルタンパク質、ホスホランバン、トロポニン I がリン酸化される。ホスホランバンがリン酸化されると筋小胞体の Ca^{2+} ポンプが活性化され Ca^{2+} 取り込み速度が促進される。その結果細胞内 Ca^{2+} 濃度は低下が起こり、トロポニン C に結合していた Ca^{2+} は離れ、ミオシン頭部の立体構造の変化が起こり、アクチンと結合できなくなり弛緩が起こる。なおトロポニン I がリン酸化されると、トロポニンの Ca^{2+} 感受性が低下する。

正解 E

問題 182

難易度 | ★★☆

心筋細胞の収縮装置について正しいのはどれか。

A. ミオシンには ATPase 活性がある。
B. アクチンは2つの頭部構造を有する。
C. トロポニンIは細胞内 Ca^{2+} を結合する。
D. トロポミオシンはミオシン上に存在する。
E. トロポニンTはアクチンとミオシンの相互作用を抑制する。

解説 心筋細胞の収縮装置は、アクチンとミオシンの収縮タンパク質と（①）、トロポミオシンとトロポニン複合体（トロポニンT、トロポニンI、トロポニンC）の収縮調節タンパク質（②）により構成されている。アクチンフィラメントはアクチンモノマーが重合して形成される。ミオシンフィラメントは2つの頭部構造を有しており、これがアクチンフィラメントと相互作用することにより心筋収縮が生じる。ミオシンの頭部に ATP 結合部位があり、そこで ATP は ADP に加水分解される。トロポミオシンとトロポニン複合体はアクチン上に存在している（②）。トロポニンCは細胞内 Ca^{2+} を結合し、トロポニンIはアクチンとミオシンの相互作用を抑制しており、トロポニンTはトロポニン複合体をトロポミオシンに結合させている。

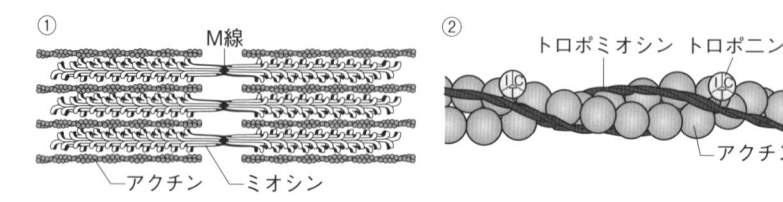

正解 ▶ A

● 心筋細胞の電気現象・刺激伝導系・心電図

問題 183

難易度 | ★★☆

図は心室筋の活動電位である。正しいのはどれか

A. 第0相はカルシウムチャネルの開口によって形成される。
B. 第2相ではカリウムチャネルは閉口している。
C. 第4相の電位 X はおよそ $-60\ mV$ である。
D. 安静時での成人の Y の間隔は約 0.6 秒である。
E. アトロピン投与によって Y の間隔は短縮する。

解説 心筋細胞に有効な刺激が加わると、電位依存性Na⁺チャネルが開口して急速な脱分極（第0相）が起こる。最初の速い再分極（第1相）は、Na⁺チャネルの閉鎖とある型のK⁺チャネルの開口による。これに続く長いプラトー（第2相）は、Ca²⁺チャネルがゆっくりと持続的に開口することによる陽イオンの流入といろいろな型のK⁺チャネルを通るK⁺の流出とによる。静止膜電位（第4相）への最後の再分極（第3相）は、Ca²⁺チャネルの閉鎖といろいろな型のK⁺チャネルを通るK⁺の流出とによる。心室筋の静止膜電位はおよそ−90 mVである。一方、洞房結節細胞の静止膜電位は心室筋細胞における静止膜電位よりも浅く、−60 mV程度である。活動電位の間隔Yから心拍数を求めることができる。Yが0.6秒とすれば、心拍数は60秒÷0.6秒＝100回/分となる。成人の安静時心拍数は毎分60〜80回程度であるからDは誤りである。心拍数はペースメーカー電位の勾配、最大拡張期電位、閾膜電位によって決まる。迷走神経の緊張亢進によってアセチルコリンが放出され、ペースメーカー電位の勾配をなだらかにし、最大拡張期電位を過分極させる。そのため、ペースメーカー電位の発火頻度が減少し、心拍数は遅くなる。心室筋では、Yの間隔は延長する。アトロピンはムスカリン受容体の拮抗薬であり、アセチルコリンの作用に拮抗するため、Yの間隔は短縮する。

正解 E

問題 184 難易度｜★☆☆

心電図について正しいのはどれか。

A. QRS波は心室の収縮開始を意味する。
B. ST部分は基線上にあるのが原則である。
C. V₁でQ波が認められないのは異常である。
D. T波は通常鋭く尖った波である。
E. QT間隔から心拍数が求められる。

解説 ST部分はすべての誘導で基線上にあるのが原則である。QRS波の出現は心室の興奮開始を意味し、収縮とは関係ない。V₅〜V₆では小さなQ波を認めるが、V₁では出ない。T波は緩やかな丸い山である。心拍数はR-R間隔から求められる。QT間隔は心拍数によって、変動する。

正解 B

問題 185 難易度｜★☆☆

心臓の刺激伝導系について正しいのはどれか。

A. 心室筋には自動能がない。
B. 洞房結節の伝導速度が最も遅い。
C. 房室結節の自発的興奮能が失われると心停止となる。
D. 心室筋の興奮は心外表面から内腔面に向かって伝播する。
E. 刺激伝導系の経路は洞房結節→ヒス束→心房→房室結節→プルキンエ線維→心室である。

解説 房室結節や心室筋にも自動能はあるが、洞房結節の興奮の頻度が房室結節や心室筋のそれよりも上回っているため、洞房結節が歩調取りをしている。よって房室結節の自発的興奮能が失われても、心停止には至らない。洞房結節の伝導速度は0.02 m/秒であり、刺激伝導系の細胞のなかで最も伝導速度が遅い。房室結節の伝導速度は0.02〜0.05 m/秒程度であり、

プルキンエ線維の伝導速度は約4m/秒である。刺激伝導系は洞房結節→心房→房室結節→ヒス束→プルキンエ線維→心室（内腔→心外表面）である。

正解▶B

問題186　難易度｜★★★

60歳男性。自覚症状はないが、健康診断で完全左脚ブロックを指摘された。この男性の心電図（胸部誘導）はどれか。

A. ①
B. ②
C. ③
D. ④
E. ⑤

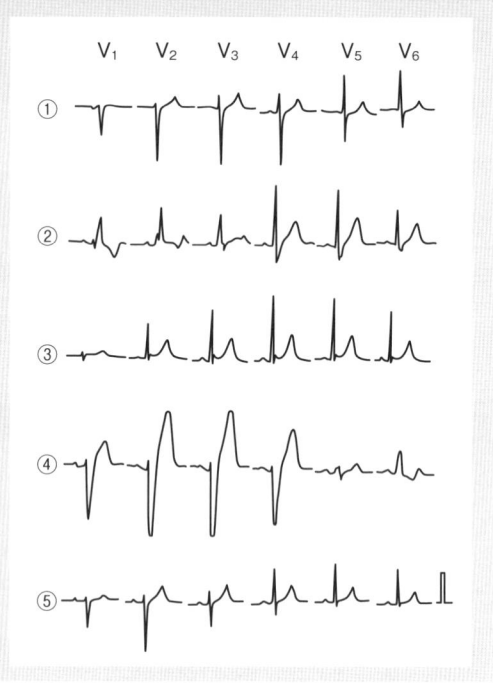

解説▶ 脚ブロックの場合、心内膜面に張り巡らされたプルキンエ線維網を経て心室全体に短時間で伝播する正常の場合より、伝導に時間がかかるため、QRS幅は正常伝導より広くなる。したがって、図-①、③、⑤は除外できる。また、心電図には、興奮波が関電極に近づく場合上向きの振れ、遠のく場合下向きの振れという原則がある。左脚ブロックでは、興奮波は右室から左室に伝播するので、左側胸部誘導（V_5、V_6）では上向きの振れ、右側胸部誘導（V_1、V_2）では下向きの振れとなり、図-④が該当する。

正解▶D

問題187　難易度｜★★★

図は心電図と動脈血圧（脈波）の同時記録である。図に関する記載のうち、正しいのはどれか。

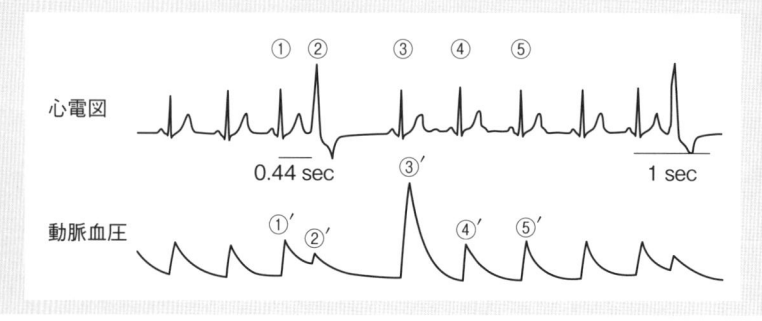

A. ②のQRS波とT波の極性が逆（QRS波は上向き、T波は下向き）なのは、左心室心筋が右心室心筋より先に再分極するためである。
B. ①、③、④、⑤のQRS波とT波がともに上向きなのは、心外膜側心筋に比べ心内膜側心筋が先に再分極するためである。
C. ②のQRS幅が①、③、④、⑤のそれより広いのは、心室内興奮伝導に興奮伝導系を利用していないためである。
D. 左心室拡張末期容積の大きさは、③＜①＜②の順である。
E. 左心室の収縮力は、②＞①＞③の順である。

解説 正常洞調律では、プルキンエ線維網により短時間で心室全体に興奮が伝播するため、QRS幅は狭い。また、活動電位持続時間の差により、脱分極は心内膜側心筋から始まり、再分極は逆に心外膜側心筋から始まるので、QRS波とT波は同じ向きである。一方、心室性期外収縮は、発生部位から筋性伝導によって心室全体に伝わるので時間がかかり、QRS幅は広い。右室と左室の活動電位持続時間は等しいため、脱分極した心筋から順に再分極する。したがって、QRS波とT波は逆向きである。R-R間隔が長いほど拡張期が長く、心房から心室に多くの血液が流入し、心室容積は大きくなる。フランク・スターリングの心臓の法則により、収縮前容積が大きいほど大きい収縮力が出る。

正解 ▶ C

問題 188

難易度｜★★☆

洞房結節細胞の活動電位を示す。交感神経刺激時の陽性変時作用に最も関連しているメカニズムはどれか。

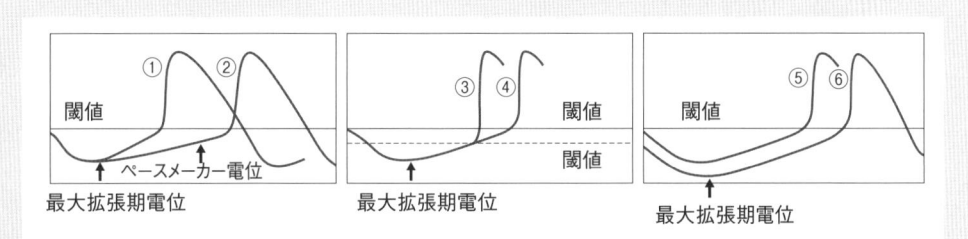

A. ①→②
B. ②→①
C. ③→④
D. ④→③
E. ⑤→⑥

解説 交感神経刺激時には、洞房結節細胞の興奮頻度が増加することにより、心拍数増加（陽性変時作用）が生じる。このメカニズムとしては、洞房結節細胞の活動電位におけるペースメーカー電位の傾きが急峻になることで活動電位の頻度が増加することが最も重要である（②→①）。活動電位の閾値が深くなる（④→③）、または最大拡張期電位（静止膜電位）が浅くなる（⑥→⑤）ことによっても活動電位の頻度は増加するが、交感神経刺激時の主要なメカニズムではない。

正解 ▶ B

問題 189

難易度 | ★★★

24歳女性。失神の精密検査のために来院した。服薬などはしていない。来院時の心電図を示す。本症例の原因として最も関連が低いのはどれか。

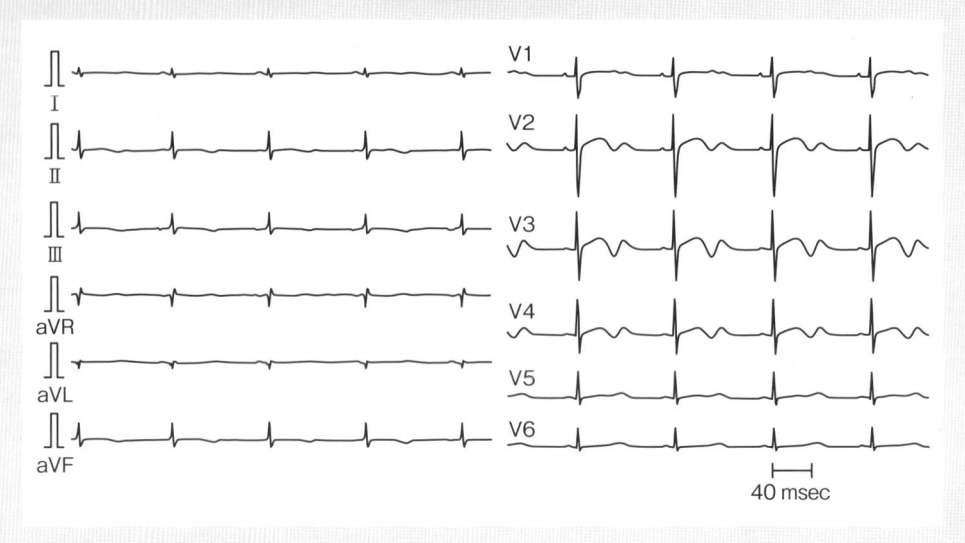

A. 心室頻拍の危険がある。
B. 房室ブロックが頻発する。
C. イオンチャネルに遺伝子異常がある。
D. 家族や親戚に突然死したものがいる。
E. 心室筋活動電位持続時間が延長している。

解説 若年女性の失神症例であり、心電図からは著明なQT延長所見が認められ、遺伝性QT延長症候群が強く疑われる。突然死の家族歴を有する場合が多い。これまでに多くの型の遺伝性QT延長症候群が報告されており、緩徐活性型遅延整流 K^+ チャネル（IKs）、瞬時活性型遅延整流 K^+ チャネル（IKr）、電位依存性 Na^+ チャネル（INa）、電位依存性L型 Ca^{2+} チャネル（ICaL）などのイオンチャネルの遺伝子変異が報告されている。再分極過程に異常があり、心室筋活動電位持続時間が延長している。心電図上ではQT時間が極端に延長する。そのため、しばしばTorsades de Pointesと呼ばれる特徴ある心室頻拍を生じる。電位依存性 Na^+ チャネル（INa）の遺伝子異常の症例ではしばしば洞房結節の異常を合併することがあるが、QT延長症候群で房室ブロックが頻発するとはいわれていない。

正解 ▶ B

● 興奮収縮連関

問題 190

難易度 | ★☆☆

心筋は生理的範囲内で伸展すると収縮による発生張力が大きくなる。その理由として正しいのはどれか。

A. 活動電位が大きくなるから。
B. 細胞間の電気抵抗が減少するから。
C. 形成される連結橋の数が増加するから。

D. 細胞内に流入する Ca^{2+} 量が増加するから。
E. 結合組織の伸展に対する抵抗が増加するから。

解説 生理的な長さでは心筋の細いフィラメントは筋節中央でオーバーラップしている。したがって伸展するとオーバーラップが減り、形成できる連結橋の数が増加し、大きな張力を発生できるようになる。

正解 ▶ C

問題 191　難易度 ★★★

トロポニンに作用して心収縮力増強作用を示すのはどれか。

A. 強心配糖体
B. β受容体刺激薬
C. カルシウム感受性増強薬
D. ホスホジエステラーゼ阻害薬
E. アデニル酸シクラーゼ活性化薬

解説 興奮 – 収縮連関による心収縮力調節において、細胞内 Ca^{2+} 濃度変化は中心的な役割を果たしている。多くの強心薬では、直接的または間接的に細胞内 Ca^{2+} 濃度を増大させることにより、強心作用を発揮する。しかし、純粋なカルシウム感受性増強薬は、主として収縮タンパク系におけるトロポニン C と Ca^{2+} との結合能を増大させることにより強心作用を発揮するため、細胞内 Ca^{2+} 濃度はむしろ低下する。

正解 ▶ C

問題 192　難易度 ★★☆

心筋収縮時の細胞内 Ca^{2+} 濃度上昇に最も関与が大きいのはどれか。

A. L 型 Ca^{2+} チャネルによる細胞外からの流入
B. T 型 Ca^{2+} チャネルによる細胞外からの流入
C. Na^+-Ca^{2+} 交換系を介する細胞外からの流入
D. リアノジン受容体を介する筋小胞体からの放出
E. イノシトール三リン酸受容体を介する筋小胞体からの放出

解説 心筋細胞の興奮 – 収縮連関では、細胞膜の脱分極により活性化された L 型 Ca^{2+} チャネルから少量の Ca^{2+} が細胞内に流入し、これに引き続きリアノジン受容体を介して筋小胞体から大量の Ca^{2+} が放出され、収縮が引き起こされる。Na^+-Ca^{2+} 交換系は、主として細胞内から細胞外への Ca^{2+} の汲み出しに関与している。T 型 Ca^{2+} チャネルは刺激伝導系細胞での活動電位頻度の調節に作用している。心筋細胞では、イノシトール三リン酸受容体を介する筋小胞体からの放出は生理的には働いていないと考えられている。

正解 ▶ D

B 人体各器官の正常構造と機能

●体循環・肺循環・胎児循環

問題 193 難易度 ★☆☆

循環系を電気回路に例えた場合、直列配列をもつ臓器の組み合わせとして正しいのはどれか。

A. 甲状腺————脳
B. 子宮——膀胱
C. 小腸——肝臓
D. 腎臓——副腎
E. 骨格筋——皮膚

解説 上腸間膜動脈は小腸に分布して毛細血管となった後、合流して門脈となり肝臓に流入する。つまり腸と肝臓とは直列に配列されている。他の組み合わせはすべて並列である。

正解 C

問題 194 難易度 ★★☆

健常者においても血流（酸素）需要がしばしば循環系の血流供給能力を上回ることがある臓器・組織はどれか。

A. 脳
B. 心臓
C. 腎臓
D. 皮膚
E. 骨格筋

解説 激しい運動をすると、骨格筋の酸素需要は血流供給能以上となり嫌気的代謝によって乳酸を生じる。他の臓器でこのようなことが起きるのは異常である。

正解 E

問題 195 難易度 ★☆☆

肺循環の特徴として正しいのはどれか。

A. 上葉と下葉の血流量はほぼ等しい。
B. 肺動脈圧と大動脈圧はほぼ等しい。
C. 右心拍出量は左心拍出量にほぼ等しい。
D. 左肺動脈本幹を結紮すると肺高血圧をきたす。
E. 肺組織への酸素供給は肺動脈の枝によって行われる。

解説 出血などがないかぎり、左心から拍出された血液はそのまま静脈血として右心房に流入する。つまり左心拍出量＝静脈還流量である。右心房に流入した血液は右心室から拍出される。つまり静脈還流量＝右心拍出量、したがって左心拍出量＝右心拍出量である。肺動脈圧は大動脈圧の約 1/5 と低いため、重力の影響を受けやすく、上葉の血流は下葉に比して少ない。片肺切除術などに際して片方の肺動脈を結紮しても肺動脈の拡張予備能は高いため、すぐには肺高血圧とはならない。肺組織への酸素供給は気管支動脈によっている。したがって肺動脈に血栓が塞栓しても肺組織は壊死には陥らない。

正解 C

問題 196

難易度 | ★★☆

高山病で肺高血圧になる主要な原因はどれか。

A. 静脈血二酸化炭素分圧の上昇
B. 吸入気酸素分圧の低下
C. 動脈血酸素分圧の低下
D. 大動脈圧の上昇
E. 大静脈圧の上昇

解説 肺胞気の酸素分圧が低下するとその肺胞に行く肺細動脈が収縮する。これは換気血流比の不均等を是正するための反応と考えられる。高山に登った場合も吸入気自体の酸素分圧が低下するため同様の反応が起こってしまい、結果として肺高血圧を招く。これが高山病である。A、C～Eは肺細動脈の収縮状態には影響を与えない。

正解 B

問題 197

難易度 | ★★☆

胎児循環から新生児循環への変化で正しいのはどれか。

A. 左房圧の低下
B. 右房圧の低下
C. 肺血流量の低下
D. 大動脈圧の低下
E. 動脈血酸素分圧の低下

解説 出生と同時に起こる循環系の変化は、呼吸に伴う酸素分圧の上昇により肺動脈の拡張と動脈管の閉鎖が生じる。肺血管抵抗の低下で右房圧は低下する一方、肺血流量の増大により左房への血液還流が増加し、左房圧は上昇する。また、体循環に並列で低い血管抵抗のバイパスであった胎盤循環がなくなることは、体循環の血圧を急激に上昇させ、左心系に負荷を与える。そして胎外環境で全身臓器に血液を送り出すことが可能になる。

正解 B

問題 198

難易度 | ★★☆

在胎30週6日。経腟分娩で出生した日齢2の新生児。出生体重1,545 g。胸部聴診上胸骨左縁第2肋間に連続性雑音と心臓超音波検査上、動脈管の開存を認める。他の異常所見は認めない。この新生児の血行動態について正しいものはどれか。

A. 脈圧の低下
B. 左房圧の低下
C. 肺血流量の増加
D. 1回心拍出量の低下
E. 大動脈血の酸素飽和度の低下

解説 出生後の酸素分圧の上昇により動脈管は閉鎖する。しかしながら、未熟児では動脈管の未熟性により酸素の反応性が不十分の場合がある。このとき、肺血管抵抗の低下により動脈管を介する短絡血流は左→右となる。短絡血流は肺へ流れ、左房に還流し、左室へ流れる。さらに大動脈から駆出され、再び動脈管を介して肺動脈側へ流れ、肺、左房、および左室

の容量負荷をきたす。また、拡張期にも動脈管を介した短絡血流を認めるため、拡張期圧は低下して、脈圧は上昇する。血液の流れは大動脈から肺動脈への短絡のため、肺動脈血の酸素飽和度は増加するが、大動脈血の酸素飽和度に変化はない。

正解 ▶ C

問題 199

難易度 | ★☆☆

胎児循環を示す。最も酸素分圧が高いのはどこか。

A. ①
B. ②
C. ③
D. ④
E. ⑤

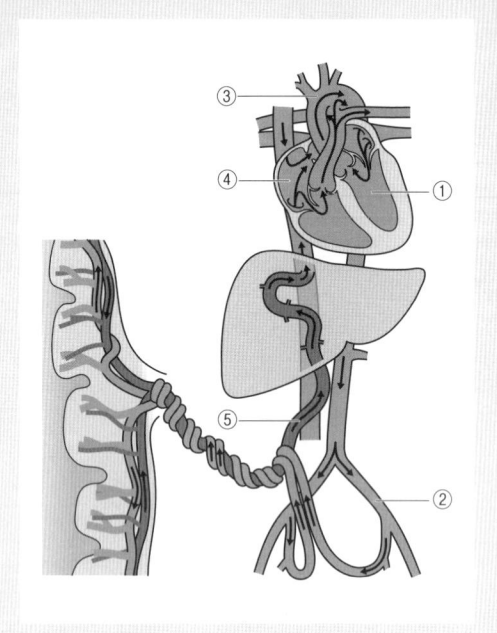

解説 ▶ 胎児循環で最も酸素分圧が高いのは臍静脈（⑤）で、右心房（④）で上下大静脈からの酸素分圧の低い血液と出会うが、層流によって酸素分圧の高い血流と低い血流の分離が維持される。酸素分圧の高い血液が卵円孔を通過し左心（①）に至り、大動脈（③）を介して頭部、上半身に流れる。動脈管を経由した大静脈からの酸素分圧の低い血液は右室 - 肺動脈 - 動脈管を経由して、下行大動脈に流れる。下行大動脈では上行大動脈からくる血液と混ざり、体循環（②）および臍動脈に至る。

正解 ▶ E

● 心周期

問題 200

難易度 | ★☆☆

心音のⅡ音と次のⅠ音との間に雑音が聴取された。考えられる疾患はどれか。

A. 心房細動
B. 心室中隔欠損症
C. 僧帽弁狭窄症
D. 大動脈弁狭窄症
E. 肺動脈弁狭窄症

解説 II音と次のI音との間は心室拡張期に相当する。したがって、この時期に聴取される雑音は拡張期雑音である。僧帽弁狭窄症では心室拡張期に狭くなった僧帽弁口を通って血液が心室内に流入するため、雑音を生じる。B、D、Eでは収縮期雑音を生じ、Aでは雑音は発生しない。

正解 C

問題 201 難易度 ★☆☆

左心室から血液の駆出開始を決定するのはどれか。

- A. 僧帽弁の閉鎖
- B. 大動脈収縮期血圧
- C. 大動脈拡張期血圧
- D. 左心室拡張終期圧
- E. 心電図上、QRS波の開始時

解説 左心室内圧が大動脈血圧、つまり拡張期血圧（最低血圧）を上回った直後に圧差によって大動脈弁が開放し、血液の駆出が開始される。すなわち駆出期開始は拡張期（最低血圧）によって決まる。

正解 C

問題 202 難易度 ★★☆

心周期に関して正しいのはどれか。

- A. 等容性収縮期開始直後に心電図のQRS波が出現する。
- B. 駆出期には房室弁は閉じている。
- C. 等容性弛緩期に心室内圧はわずかに低下する。
- D. 急速充満期に心室への血液流入により心室内圧が上昇する。
- E. 緩徐充満期開始時に心音のII音が聴取される。

解説 心筋は興奮してから収縮するのだから、QRS波が出現した直後に収縮が開始される。等容性弛緩期に心室内圧は急激に低下する。急速充満期にも心室内圧は低下し続ける。II音は等容性弛緩期の最初に聴取される。

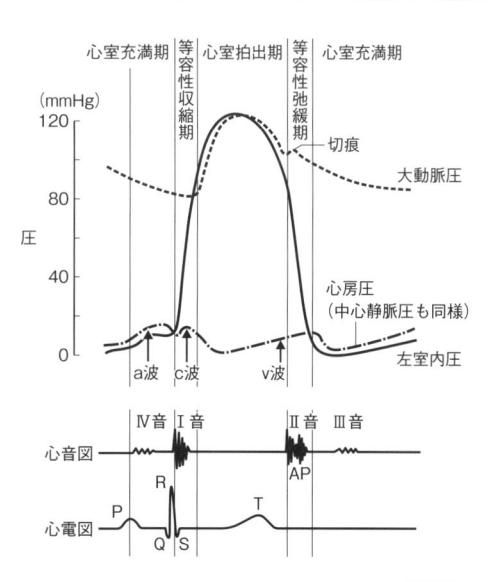

正解 B

B 人体各器官の正常構造と機能

問題 203
難易度 | ★☆☆

正しいのはどれか。

A. 血圧＝(心拍出量)×(総末梢抵抗)
B. 平均血圧＝(最高血圧＋最低血圧)/2
C. 毎分心拍出量＝(心室拡張終期容積)×(心拍数)
D. 駆出率＝(心室収縮終期容積)/(心室拡張終期容積)
E. 1回心拍出量＝(左室拡張終期容積)－(左房拡張終期容積)

解説 平均血圧＝最低血圧＋脈圧/3（大動脈では＋脈圧/2）、毎分心拍出量＝(1回心拍出量)×(心拍数)、駆出率＝(1回心拍出量)/(心室拡張終期容積)、1回心拍出量＝(心室拡張終期容積)－(心室収縮終期容積)である。

正解 A

● 心機能曲線と心拍出量の調節

問題 204
難易度 | ★★☆

他の要因がすべて変化しなかったと仮定して、1回心拍出量を増加させるのはどれか。

A. 前負荷の減少
B. 後負荷の減少
C. 収縮性の低下
D. 心房内圧の低下
E. 総末梢血管抵抗の増加

解説 後負荷の減少、すなわち最低血圧の低下によって大動脈弁は早期に開放するため1回心拍出量は増加する。前負荷、すなわち心室拡張終期容積の減少はフランク・スターリングの原理により1回心拍出量を減少させる。

正解 B

問題 205
難易度 | ★★☆

毎分心拍出量を増加させるのはどれか。

A. 尿量の減少
B. 静脈還流量の減少
C. β受容体遮断薬投与
D. 臥位から立位への体位変換
E. 血管平滑筋のα受容体刺激

解説 尿量が減少すれば循環血液量が増加し、心拍出量が増加する。臥位から立位へ体位変換すると、重力の影響で静脈還流量が減少するため毎分心拍出量は減少する。

正解 A

問題 206

難易度 | ★★☆

70歳男性。易疲労感、息切れ、夜間の呼吸困難と起座呼吸を訴えて来院した。口唇にチアノーゼを認め、胸部エックス線写真から心臓の著明な拡大と肺水腫の存在が明らかとなった。血圧は 100/70 mmHg、心拍数は 110/分であった。

1) この患者で認められると予想される所見はどれか。
  A. 左心房内圧上昇
  B. 左心室拍出量増加
  C. 左心室収縮期圧上昇
  D. 左心室拡張期圧低下
  E. 左心室拡張期容積減少

2) この症例のチアノーゼの原因として最も考えられるのはどれか。
  A. 拡散障害
  B. 肺静脈圧低下
  C. 拘束性換気障害
  D. 閉塞性換気障害
  E. 体静脈系のうっ血

解説 1) うっ血性左心不全である。左心拍出量の減少のため、左心室拡張期容積の増加と圧上昇を生じ、うっ血は左心房、肺静脈へと進んでいると予想される。このため左心房圧は上昇しているはずである。最高血圧が 100 mmHg であることから左心室収縮期圧が上昇していないことは明らかである。
2) 肺水腫のために組織間隙に組織液が貯留し、拡散距離の増大を生じていると予想される。

正解 1)-A, 2)-A

●毛細血管における物質交換

問題 207

難易度 | ★☆☆

細胞膜を隔てた水の移動で正しいのはどれか。
  A. エネルギーを必要とする。
  B. 輸送担体が存在している。
  C. アクアポリンが関係している。
  D. 細胞内から細胞外へは移動しない。
  E. 細胞内外の浸透圧差は関係しない。

解説 細胞膜を隔てた水の移動はチャネルとしてアクアポリンが関与している。細胞内外の水の移動は常に認められるが、正味の移動は浸透圧差により低浸透圧から高浸透圧領域に向けて起こるのが基本である。当然、移動の過程には、エネルギーを必要としない。アクアポリンは水の通路であり、担体ではない。

正解 C

問題 208

難易度 | ★★☆

毛細血管領域で血漿から組織液へグルコースが移動する様式はどれか。

A. H^+ と共輸送される。
B. Na^+ と共輸送される。
C. 血管内外圧差によって濾過される。
D. 特定の輸送担体で促通拡散される。
E. ATP のエネルギーを用いて能動輸送される。

解説 一般に、毛細血管領域では、グルコースのような低分子の物質の輸送は血管内外の静水圧差（血圧と組織圧の差）と膠質浸透圧差の差によって行われる（Starling（スターリング）の原理）。動脈側ではこの圧差が正になるので血管内から組織へ、静脈側では負になるので組織から血管内へ移動する。両分間に不透過性の膜が介在するときに、共輸送、特定の輸送担体による促通拡散、能動輸送の問題を考えなければならない。

正解 ▶ C

問題 209

難易度 | ★☆☆

等張の食塩水 1 L を 20 分かけて体重 70 kg の健常者の静脈から注入した。20 分後に観察される現象で正しいのはどれか。ただし、この注射によって毛細血管内の静水圧は変化しないものとする。

A. 管外細胞外液量が 900 mL 以上増加する。
B. 細胞内液量が 900 mL 以上増加する。
C. 全体液量が 900 mL 以上増加する。
D. 組織液量が 900 mL 以上増加する。
E. 血漿量が 900 mL 以上増加する。

解説 まず、各体液画分の名称が大切である。この問題でも管外細胞外液量と組織液量は同じである。注入された食塩水は生体の各画分に均等に配分される。すなわち、特定の画分に分布することはないので、C が正解である。注入量に比べて 100 mL 少ないのは、20 分も経てば尿中、あるいは消化管内に移動するためである。

正解 ▶ C

問題 210

難易度 | ★☆☆

浮腫の原因となるのはどれか。

A. 血圧の上昇
B. 血漿量の低下
C. 中心静脈圧の上昇
D. 血漿膠質浸透圧の上昇
E. 毛細血管透過性の低下

解説 毛細血管領域において血管外へ血液成分を移動させる血圧と組織から血中へ回収する膠質浸透圧のバランスで浮腫が起こるかどうかが決定される。すなわち持続性タンパク尿などで血漿膠質浸透圧の低下、心臓の収縮力が低下して中心静脈圧が上昇したとき、毛細血管透過性が亢進したとき、リンパ管が閉塞したときなどで浮腫が起こる。動脈血圧が上昇し

ても、物質交換の行われる微小血管領域の血圧は正常と変わりない。

正解 ▶ C

問題 211 難易度 | ★☆☆

骨格筋の毛細血管において次のような実験結果が得られた。

毛細血管内圧	30 mmHg
組織液圧	2 mmHg
毛細血管内の膠質浸透圧	25 mmHg
組織液の膠質浸透圧	2 mmHg

この毛細血管における濾過圧（毛細血管内から液体を押し出す圧）で正しいのはどれか。

A. 23 mmHg よりも大きい。
B. 17 〜 23 mmHg の間である。
C. 9 〜 16 mmHg の間である。
D. 1 〜 8 mmHg の間である。
E. 1 mmHg よりも小さい。

解説 Starling（スターリング）の原理に基づく体液の移動の問題である。濾過にあたっての有効静水圧は 30 − 2 ＝ ＋28 mmHg、有効膠質浸透圧は 2 − 25 ＝ −23 mmHg である。したがって、濾過圧は ＋28 − 23 ＝ ＋5 mmHg となる。

正解 ▶ D

問題 212 難易度 | ★★☆

43 歳の女性。来院時、頸静脈の拡張を認めた。腹腔内に腹水がみられ、下肢は浮腫を呈していた。検査の結果、原発性高血圧症による右心不全と診断された。この患者の腹水および浮腫の原因として最も重要なのはどれか。

A. 胸管の閉塞
B. 頸動脈の閉塞
C. 左房圧の上昇
D. 静脈還流の減少
E. 低アルブミン血症

解説 右心不全とは、右心系の機能不全によって起こる病態を指す。右心室からの血液の拍出が低下するために、静脈環流血がうっ帯する（頸静脈の拡張はこのため）。その結果、毛細血管血圧が上昇し、全身の浮腫や腹水が起こる。右心不全による肝機能低下から低アルブミン血症をきたす可能性はあるが、最も重要とはいえない。
胸管や頸動脈の閉塞は通常、認めない。左房圧はむしろ低下する。

正解 ▶ D

人体各器官の正常構造と機能

問題 213 難易度 ★☆☆

毛細血管について正しいのはどれか。
A. ヘモグロビンは内皮細胞の間隙を通過する。
B. 二酸化炭素は内皮細胞の細胞膜を通過する。
C. 壁は外膜、中膜、内膜の三層で構成されている。
D. 毛細血管の血圧が低いと水は間質へと移動する。
E. 血漿タンパク質濃度が高いと水は間質へと移動する。

解説 ヘモグロビンのような高分子は、内皮細胞の間隙を通過できない。二酸化炭素や酸素などのガスは内皮細胞の細胞膜を通過する。毛細血管の壁は、一層の内皮細胞によって構成される。毛細血管の血圧が高いと、水は血管内から間質へと移動する。血漿タンパク質濃度が高いと膠質浸透圧が高くなり、水は間質から血管内に引き込まれる。

正解 ▶ B

●リンパ循環

問題 214 難易度 ★★☆

62歳の男性。胸部エックス線撮影で左肺の異常陰影を指摘された。精査の結果、原発巣が左肺S3領域の直径2cmの扁平上皮癌で、左肺門部リンパ節に転移ありの診断を受けた。なお、遠隔臓器への転移はみられなかった。この患者の肺門部リンパ節に浸潤した癌細胞が、循環血液中に移行する部位は、図の静脈系のどこか。

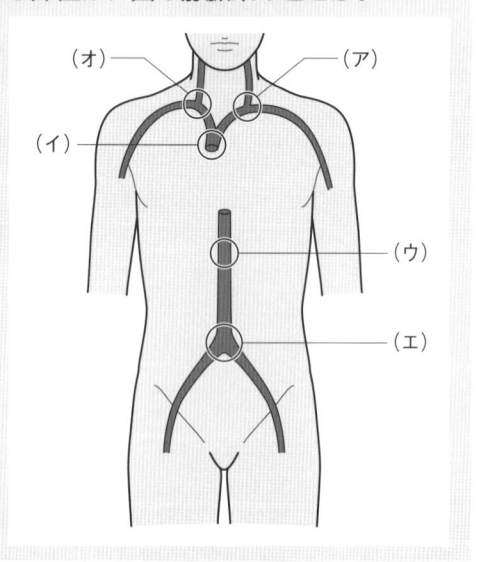

A. （ア）
B. （イ）
C. （ウ）
D. （エ）
E. （オ）

解説 リンパ系内の流れは、組織中の毛細血管に端を発し、集合リンパ管、主幹リンパ管（胸管）を経て、静脈系に注ぎ込む。通常下肢、腹部からのすべてのリンパは、左胸部、左上肢、左頭頸部からリンパをあわせて、左内頸・鎖骨下静脈の接合部（左静脈角 ア）に注ぎ込む。一方右上肢、右頭頸部、右および左肺のリンパは、右リンパ本幹に入り、右内頸と鎖骨下静脈の接合部（右静脈角 オ）から静脈系に入り込む。

正解 ▶ E

● 主な臓器の循環調節

問題 215
難易度 | ★ ☆ ☆

正しいのはどれか。
A. 運動時には骨格筋の血管は収縮する。
B. 左冠状動脈の血流は心室収縮期に最大となる。
C. 血管の神経性調節には副交感神経が重要である。
D. 脳の毛細血管では内皮細胞間隙が広く、透過性が高い。
E. 脳の神経細胞の代謝が亢進すると、近傍の血管は拡張する。

解説 運動時には、骨格筋の血管は拡張して、骨格筋に多くの酸素を供給する。左冠動脈は心筋層に埋もれて走行するため、心室収縮期には心筋により圧迫されて血流が流れにくい。そのため血流は心室拡張期に最大になる。全身の血管は交感神経性血管収縮神経の支配を受ける。脳血管は物質の透過性が低く、血液-脳関門と呼ばれる。脳の神経細胞の代謝が亢進すると、近傍の血管は拡張する。

正解 ▶ E

問題 216
難易度 | ★ ★ ☆

脳血流量が 100 mL/分から 140 mL/分に増加した。この変化を生じた原因として考えられるのはどれか。
A. 平均動脈血圧が 80 mmHg から 120 mmHg に増加した。
B. 脳動脈血の酸素分圧が 95 mmHg から 85 mmHg に減少した。
C. 脳動脈血の酸素分圧が 95 mmHg から 105 mmHg に増加した。
D. 脳動脈血の二酸化炭素分圧が 40 mmHg から 30 mmHg に減少した。
E. 脳動脈血の二酸化炭素分圧が 40 mmHg から 50 mmHg に増加した。

解説 脳血流の自己調節機能に関する問題である。脳血管には体血圧が変化しても一定の血流量を保つような調節機能がある。一般に平均血圧 70〜140 mmHg の範囲では脳血流量は変化しない。脳の血流量に最も鋭敏に影響するのは脳動脈血の二酸化炭素分圧である。脳動脈血の二酸化炭素分圧が増加すると脳血流量は増加する。脳動脈では酸素分圧の変化に対する反応性は乏しい。

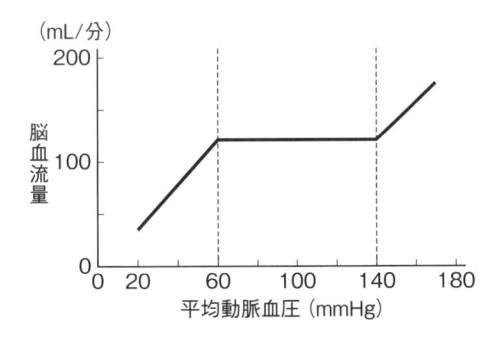

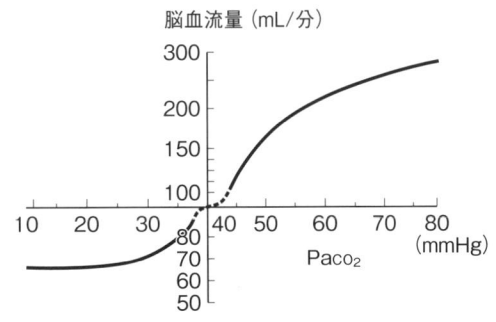

脳血流量と動脈血 CO_2 分圧の関係
脳血流量は基準値を 100 として表現してある.
(Ruchand Patton : Physiology and biophysics、Ⅱ、1974 より改変)

正解 ▶ E

B 人体各器官の正常構造と機能

問題 217 難易度 | ★★☆

25歳の男性。11月、八ヶ岳（標高2,899m）を登山した。午後12：20分現在、登頂まであと50mに迫ったところで、頭痛、めまいを感じ始めた。2日前に東京の自宅で同時刻に昼食を摂っているときと比較して最も血流量が増加していると考えられる組織はどれか。

A. 脳
B. 顔面の皮膚
C. 肺
D. 小 腸
E. 下腿骨格筋

解説 この男性には高山病の初期症状が出現している。2,500m以上の高地では、その環境に適応できない場合に、頭痛、めまい、食欲不振、呼吸困難などの症状が出現してくる。気圧の低下によって、血液中の酸素分圧が低下し、低酸素血症となることが主な原因である。さらに進行すると高所性脳浮腫、高所性肺浮腫などをきたすことがある。低酸素血症のために過換気となり、血中二酸化炭素分圧は低下していると考えられる。脳血管は血中二酸化炭素分圧の変化に鋭敏に反応し、二酸化炭素分圧が低下すると脳血流量は低下する。低酸素血症によって脳血管は拡張する可能性があるが、それ以上に二酸化炭素分圧の変化が強く、本症例では脳血流は低下していると考えられる。11月の高地では気温が低下していることが想定され、顔面の皮膚血流は低下している。肺血管は低酸素で収縮する特性があり、肺血流量は低下する。摂食時には小腸など腸管の血流は増加するが、運動時には、腸管の血流は減少し、運動している骨格筋群の血流が増加する。

正解 ▶ E

● 血圧調節機序・血圧測定

問題 218 難易度 | ★★☆

あなたがベッドで仰臥位になっている。急いで体位変換して立位になった。圧受容器反射が起こる前に、あなたの身体で起こっている反応はどれか。

A. 心拍数の低下
B. 総末梢抵抗の低下
C. 中心静脈圧の低下
D. 平均動脈圧の上昇
E. 1回心拍出量の上昇

解説 仰臥位→立位に体位変換すると、血液は下肢の静脈に貯留する。そのため心臓への静脈還流量が減少し（中心静脈圧の低下）、心拍出量が減少するため平均動脈圧も低下する。
心拍数と総末梢抵抗には変化がみられない。平均動脈圧の低下を頸動脈洞の圧受容器が感知すると、その情報を延髄の循環中枢に送り、循環中枢から心臓と血管への交感神経出力を増やし、心臓への副交感神経出力を減らすように指令して、平均動脈圧を正常値に戻す。

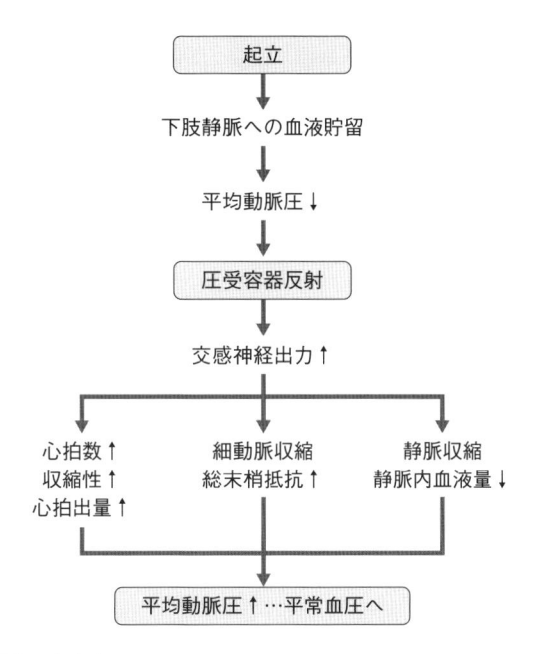

```
                    ┌──────┐
                    │ 起立 │
                    └──┬───┘
                       ↓
              下肢静脈への血液貯留
                       ↓
                   平均動脈圧↓
                       ↓
                  ┌─────────┐
                  │圧受容器反射│
                  └────┬────┘
                       ↓
                  交感神経出力↑
           ┌───────────┼───────────┐
           ↓           ↓           ↓
        心拍数↑      細動脈収縮    静脈収縮
        収縮性↑      総末梢抵抗↑  静脈内血液量↓
        心拍出量↑
           └───────────┼───────────┘
                       ↓
              ┌──────────────────┐
              │平均動脈圧↑…平常血圧へ│
              └──────────────────┘
```

起立姿勢時の循環反応のまとめ

パラメーター	起立姿勢時の初期反応	代償反応
平均動脈圧	↓	↑（正常に向かう）
心拍数	−	↑
1回拍出量	↓（静脈還流量の減少）	↑（正常に向かう）
心拍出量	↓（1回拍出量の減少）	↑（正常に向かう）
総末梢抵抗	−	↑
中心静脈圧	↓（下肢へ血液貯留）	↑（正常に向かう）

正解▶C

問題 219

難易度 ★★☆

大動脈血圧（最上段）と受容器からの求心性神経活動を図に示す。平均血圧が50mmHgから200mmHgの範囲で変化したとき、活動電位の頻度は図のように変化した。この求心性神経の受容器はどれか。

A. ①
B. ②
C. ③
D. ④
E. ⑤

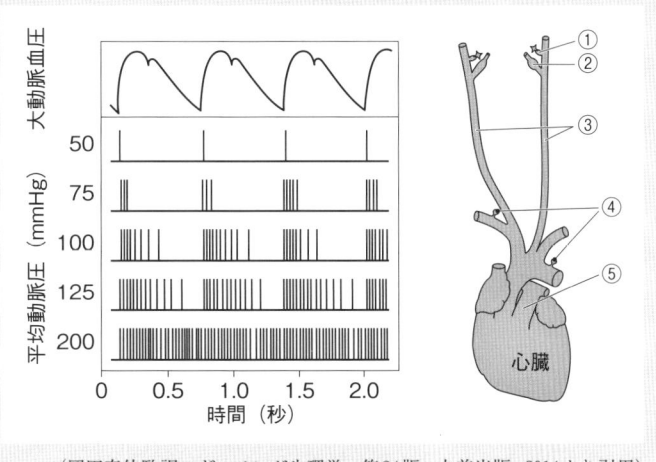

（岡田泰伸監訳：ギャノング生理学、第24版、丸善出版、2014より引用）

解説 動脈圧受容器反射を問う問題。50 mmHg から 200 mmHg の範囲の動脈圧に反応して求心性神経活動が変化していることから、生理的血圧調節に重要な役割を果たしている動脈圧受容器反射であるとわかる。②の頸動脈洞は、動脈圧受容器反射の受容器として働く。①は頸動脈小体、④は大動脈小体で、化学受容器反射の受容器である。化学受容器は大きな血圧低下にのみ応答する。③は頸動脈、⑤は肺動脈である。

正解 ▶ B

問題 220

難易度 | ★ ☆ ☆

表は健康な人の体循環における左心室、大動脈、大静脈、毛細血管および肺動脈の血圧を示す。正しいのはどれか。

A. ①は大動脈である。
B. ②は体循環の毛細血管である。
C. ③は左心室である。
D. ④は肺動脈である。
E. ⑤は大静脈である。

	血圧 (mmHg) 収縮期	血圧 (mmHg) 拡張期
①	120	5
②	4	4
③	120	80
④	25	10
⑤	20	20

解説 ①は収縮期に圧が高く、拡張期に圧が非常に低くなるので、左心室である。②は脈圧がなく、血圧が非常に低いので、大静脈である。③は上腕動脈で測定される血圧とほぼ等しく、大動脈である。④は脈圧があり、しかも低圧であることから肺動脈であることがわかる。⑤は脈圧がなく、低圧であることから毛細血管である。

正解 ▶ D

問題 221

難易度 | ★ ☆ ☆

ウィンドケッセル（空気槽）機能を発揮して、間欠的な心臓拍出を連続的な血液の流れに変えている血管はどれか。

A. 胸部大動脈
B. 上腕動脈
C. 動静脈吻合
D. 門　脈
E. 下大静脈

解説 心室収縮期に拍出された血液は、末梢に流れるとともに大動脈壁を伸展する。拡張期に拍出が止まると、押し広げられた大動脈壁はその弾性により中の血液を圧迫し、末梢へと血液を押し流す力を生じる。この作用をウィンドケッセル（空気槽）機能と呼び、弾性血管の特徴である。

正解 ▶ A

問題 222

難易度 | ★ ★ ☆

最高、最低血圧がそれぞれ 120/80 mmHg の健常成人の男性が重度の動脈硬化になった。大動脈の弾性が低下した場合の血圧としてみられる可能性が高いのはどれか。

A. 120/40 mmHg
B. 120/80 mmHg
C. 160/40 mmHg
D. 160/80 mmHg
E. 160/100 mmHg

解説 弾性血管の硬度が増加すると、心室拍出期に動脈壁が伸展される度合いが減るため、最高血圧（収縮期血圧）は上昇する。一方、拡張期には動脈壁による血液の圧迫が少なくなるため、最低血圧（拡張期血圧）は低下する。

正解 ▶ C

問題 223

難易度 | ★ ☆ ☆

脈圧を上昇させるのはどれか。

A. 血液量の減少
B. 副交感神経の興奮
C. 拡張末期容積の減少
D. 収縮末期容積の増大
E. 動脈壁コンプライアンスの低下

解説 脈圧は最高血圧（収縮期血圧）と最低血圧（拡張期血圧）の差である。脈圧は1回心拍出量に比例し、動脈壁のコンプライアンスに反比例する。1回心拍出量は前負荷（拡張末期容積または静脈還流量）、後負荷（大動脈圧）、収縮性の影響を受ける。また、1回心拍出量は拡張末期容積と収縮末期容積の差である。

正解 ▶ E

問題 224

難易度 | ★★★

下肢の動脈の部位と断面を図に示す。
各部位での血圧と血液の粘性が一定で、血流がすべての部位で層流のとき、①＜②＜③＜④となるのはどれか。

A. 血流量
B. 血管抵抗
C. 血流速度
D. ずり応力
E. レイノルズ数

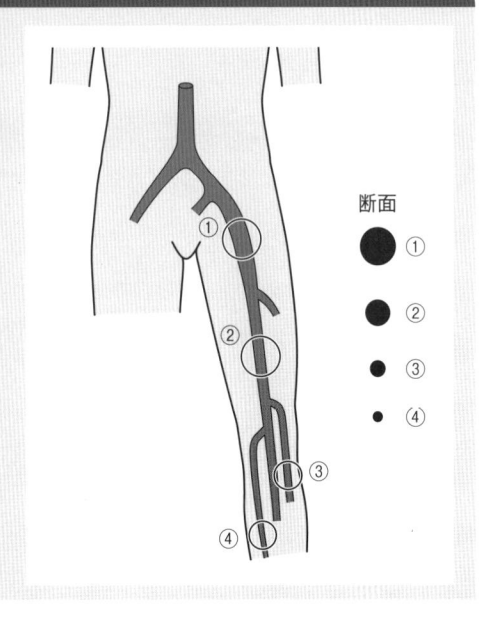

解説 血管抵抗（R＝8ηL/πr⁴）は、血管長（L）と血液の粘性率（η）に比例、血管半径（r）の4乗に反比例する。すなわち血管半径のわずかな変化も、血管抵抗の大きな変化を引き起こす。ポアズイユの法則から、血液の粘性率（η）が一定ならば、血流量（Q）、血圧（ΔP）、血管抵抗（R）には Q＝ΔP/R＝ΔPπr⁴/8Lη の関係が成り立つ。すなわち血流量は、血管半径（r）の4乗に比例する。血流速度（v）は、単位断面積あたりの血流量で、血管半径（r）の2乗に比例する（v＝Q/πr²＝ΔPr²/8Lη）。レイノルズ数（Re）は乱流の起こりやすさを表し、血管径（r）の3乗に比例する（Re＝ρrv/η＝ρΔPr³/8Lη²；ρ：血液の密度）。ずり応力とは、内皮細胞に与える、血流による血管の長軸方向に平行する力である。このずり応力（shear stress：τ）は、（τ＝4ηQ/ρr³＝ΔPπr/2ρL）、血管半径（r）に比例する。

正解 ▶ B

● 血流の局所調節

問題 225　難易度｜★☆☆

細動脈を収縮させるのはどれか。

A. 乳酸
B. アデノシン
C. 一酸化窒素
D. エンドセリン
E. プロスタサイクリン

解説 血流の局所調節機構のひとつに代謝性調節がある。組織から乳酸やアデノシンなどの代謝産物の産生が増加すると、細動脈はこうした代謝産物に反応して血管が拡張する。内皮細胞から放出される一酸化窒素（NO）やプロスタサイクリンは血管平滑筋に作用し、血管を弛緩させる。内皮細胞から放出されるエンドセリンは血管平滑筋に作用し、血管を収縮させる。

正解 ▶ D

● 運動時の循環反応

問題 226　難易度｜★★☆

長距離走の陸上選手が運動をしない同年齢の人に比べて増加するのはどれか。

A. 最大心拍数
B. 1回心拍出量
C. 安静時心拍数
D. 末梢血管抵抗
E. 左室拡張末期圧

解説 酸素運搬能の律速段階は心臓にある。トレーニングによって心臓は大きくなり、1回心拍出量は増加する。最大運動時の最大心拍数は、運動経験の有無や性別にかかわらず、ほぼ年齢にのみ依存する。

正解 ▶ B

6 呼吸器系

●肺循環の特徴

問題 227 一側の肺を切除したときの肺循環の変化で正しいのはどれか。 難易度|★☆☆

A. 肺静脈圧は半減する。
B. 肺血管床は半減する。
C. 肺循環血液量が半減する。
D. 肺動脈圧が約2倍に上昇する。
E. 肺循環の血管抵抗は約2倍に増える。

解説 一側肺を切除すると、肺血管床は半減するが、肺動脈圧はわずかな上昇しか示さない。その理由は、肺血管床で閉鎖血管がかなりあり、それが開通することがあげられる。

正解 ▶ B

●呼吸筋と呼吸運動の機序

問題 228 呼吸筋の作用について正しいのはどれか。 難易度|★☆☆

A. 横隔膜が収縮すると腹圧は低下する。
B. 腹直筋が収縮すると肺気量は大きくなる。
C. 内肋間筋が弛緩すると肺胞内圧は陰圧になる。
D. 胸鎖乳突筋が弛緩すると胸腔容積は大きくなる。
E. 外肋間筋が収縮すると胸腔内の陰圧は小さくなる。

解説 外肋間筋、横隔膜、胸鎖乳突筋が吸息筋であり、内肋間筋、腹直筋は呼息筋である。吸息により、胸腔内の陰圧は大きくなり、肺胞内圧は陰圧になり、肺気量、胸腔容積は大きくなり、腹圧は上昇する。呼息ではその逆が起きる。

正解 ▶ C

問題 229 呼吸運動について正しいのはどれか。 難易度|★☆☆

A. 内肋間筋が収縮すると肋骨は挙上する。
B. 肺の弾性収縮力は呼息時に蓄えられる。
C. 安静呼吸時には吸息相は呼息相よりも長い。
D. 第7頸髄が損傷されると自発呼吸ができなくなる。
E. 気道抵抗が高くなると吸息に比べて呼息が困難になる。

解説 内肋間筋は上位肋骨を引き下げ、胸壁を縮小させて呼息を起こすが、安静呼息にはほとんど関与しない。安静呼息時には、肺は自身の弾力性によって受動的に縮小する。この弾性力は、吸息時に肺が伸展されるときに蓄えられる。安静呼吸時には吸息相：呼息相＝2：3程度である。横隔膜を支配する横隔神経は第3～5頸髄から、外肋間筋を支配する肋間神経は胸髄から出力する。したがって第7頸髄の損傷では、肋間筋が麻痺して呼吸機能が低下するが、横隔膜の働きは残るので自発呼吸は可能である。気道抵抗が高くなると呼息が困難になり、残気量が増えてくる。

正解 ▶ E

問題 230 難易度 ★☆☆

安静時の呼吸周期について正しいのはどれか。

A. 吸息開始（呼息終了）時点では肺胞内圧は陽圧である。
B. 吸息中の肺胞内圧は陽圧である。
C. 吸息終了（呼息開始）時点では胸腔内の陰圧は最小である。
D. 呼息中は肺の内向きの弾性が肺を縮小している。
E. 気胸患者において胸腔内の陰圧は健常者よりも大きい。

解説 肺の内向きの弾性に抗するため胸腔内は常に陰圧である。吸息開始（呼息終了）時点では、肺胞内圧はゼロであり、流速はない。吸息筋により胸腔容積が増大すると、胸腔内の陰圧が大きくなり、肺は伸展し、肺胞内圧が陰性になって外気が流入する。吸息終了（呼息開始）時点では肺容積も肺の内向きの弾性力も最大であり、胸腔内の陰圧も最大になる。吸息筋の弛緩により、胸腔内の陰圧が減少し、肺は内向きの弾性のために縮小する。気胸患者では、胸腔内の密閉性が欠如し、胸腔内の陰圧は消失するため健常者よりも小さく、肺も伸展できない。

正解 ▶ D

問題 231 難易度 ★☆☆

安静時の呼吸について正しいのはどれか。

A. 呼息時、胸腔容積が増加する。
B. 吸息時、胸腔は上下方向に拡張する。
C. 吸息相の時間は呼息相の1.2～1.5倍である。
D. 吸息時、胸腔内圧は＋7～＋6 cmH$_2$O である。
E. 呼息時、胸腔内圧は＋2～＋4 cmH$_2$O である。

解説 肺胞へのガスの出入りは、肺胞を取り巻く胸腔（胸郭腔、胸膜腔）の容積変化（胸腔内圧変化）によってなされる。吸息時には、胸腔は上下、側方に広がり、胸腔内圧は大気圧と比較し、より陰圧となる。呼息時でも胸腔内圧は陰圧であり、肺胞が完全に潰れるのを防いでいる。安静時吸息運動は外肋間筋および横隔膜の収縮によってなされ、呼息運動は収縮した外肋間筋および横隔膜の弛緩によるため、呼息相は吸息相よりも長くなる。

正解 ▶ B

●肺気量・コンプライアンス

問題 232　難易度 ★★☆

正しいのはどれか。

A. 肺コンプライアンスは肺の圧変化（⊿P）を容量変化（⊿V）で割ったもの（⊿P/⊿V）である。
B. 肺コンプライアンスが高くなる病態では機能的残気量が低下する。
C. 肺サーファクタントの作用により肺コンプライアンスは増大する。
D. 機能的残気量はスパイロメータだけで測定可能である。
E. 肺の残気量は健常成人で 500 mL 以下である。

解説　肺コンプライアンスは、肺の容量を変化させながら圧を測定して得られる静的圧-量曲線の傾き（⊿V/⊿P）である。この傾きは安静呼息終末で最大であり、最大吸息終末では非常に小さくなる。すなわち、肺は安静呼息終末で最も伸びやすく、最大吸息終末では硬くなる。肺サーファクタントによる肺胞表面張力の低下は肺コンプライアンスを増大させる。肺気腫などの疾患では、肺の弾性線維が破壊されて肺コンプライアンスが異常に高くなり、肺は伸展しやすいが元に戻りにくくなって機能的残気量が増加する。死腔量や残気量を含む項目はスパイロメータだけは測定できず、He ガスを用いた希釈法あるいは圧・体容積計を用いなければならない。

残気量は最大呼息の状態で肺に残っているガスの量であり、1,000～1,500 mL はある。機能的残気量（＝予備呼気量＋残気量）と混乱しないように注意する。加齢とともに、胸壁に対する肺の弾性収縮力が低下するので増加する。

正解 ▶ C

問題 233　難易度 ★★★

26 歳の女性。軽度の呼吸困難を訴えて呼吸器外来を受診した。動脈血ガス分析の結果、pH 7.46、PaO_2 55.1 mmHg、$PaCO_2$ 30.6 mmHg、HCO_3^- 20.8 mEq/L、%DL_{CO} 48%。フローボリューム曲線（$\dot{V}$-V）を図の実線に示す。点線は健常者のものである。考えられる疾患はどれか。

A. 肺気腫
B. 肺線維症
C. 気管支喘息
D. 重症筋無力症
E. 慢性気管支炎

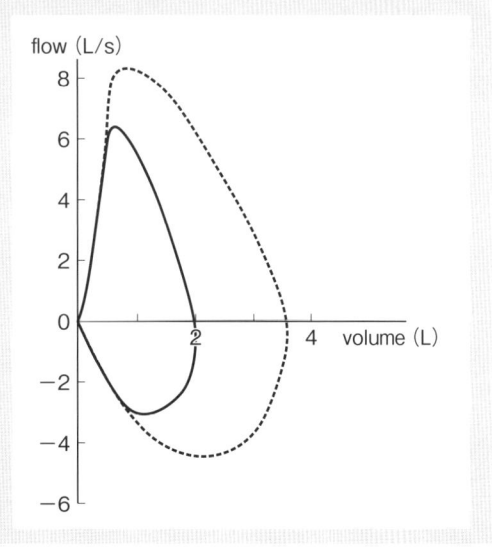

解説 図のフローボリューム曲線（V̇-V）から、肺活量が小さく、フローの低下が遅いことが読みとれる。これは肺線維症などの拘束性肺疾患に特徴的なパターンである。他の検査結果からPaO$_2$、PaCO$_2$、%DL$_{CO}$が低いことがわかる。%DL$_{CO}$の低下も肺線維症の特徴であり、O$_2$の拡散が障害されたためにPaO$_2$が低下して呼吸回数が増加し、その結果PaCO$_2$が低下して呼吸性アルカローシスになっていると考えられる。一般に慢性気管支炎、肺気腫、重症筋無力症ではPaCO$_2$が上昇し、気管支喘息では%DL$_{CO}$は正常である。

正解 ▶ B

問題 234 難易度｜★★☆

80歳の男性。心不全のために肺水腫となり集中治療室に搬入された。人工呼吸器はまだ用いていない。胸部CTにて漏出液は肺の間質組織と肺胞内にたまっていることが確認された。呼吸数30/分。予想される病態はどれか。

A. 気道抵抗低下
B. 全肺気量増加
C. 呼吸仕事量が増大
D. 肺コンプライアンス増加
E. 肺胞水分の表面張力低下

解説 気道抵抗の大部分は内径2 mmよりも大きい領域で発生するので、仮に浮腫液がこのような太い気道領域に移動した場合には、気道抵抗が増して喘鳴が聴診される。全肺気量は最大吸息時の気道を含む肺内のガス容量であり、この中に漏出液がたまっているので、減少していることは明らかである。いわゆる急性呼吸促迫症候群（ARDS）と同じ病態である。患者は肺を拡張させるのにかなりの努力が必要であり、呼吸のための仕事量は著しく増している。肺の間質組織にも浮腫液がたまっているので、肺組織は硬くなり、肺コンプライアンスは低下している。人工呼吸器の助けが必要である。浮腫液が肺の表面活性物質を取り去っているので、肺内ガスと肺胞壁間の表面張力は増加している。

正解 ▶ C

問題 235 難易度｜★★☆

ある男性の1回換気量は500 mL、肺胞内の二酸化炭素分圧が40 mmHg、混合呼気中の二酸化炭素分圧が30 mmHgであった。このときの生理学的死腔量はいくらか。

A. 100 mL 以下
B. 100～150 mL
C. 150～200 mL
D. 200～250 mL
E. 250 mL 以上

解説 Bohr（ボア）の式で求めることができる。すなわち、吸気中の二酸化炭素分圧は0と見なせるので、死腔量＝[（肺胞内二酸化炭素分圧－混合呼気二酸化炭素分圧）/（肺胞内二酸化炭素分圧）]×1回換気量で与えられる。したがって、[（40－30)/40]×500＝125となる。Bohrの式は生理学的死腔を求めるのによく利用される式であり、解剖学的死腔と違ってガス交換に関与するガスを用いて測定される。肺胞内二酸化炭素分圧は肺胞気のみが呼出される呼気の終末部分を集めて分析される。

正解 ▶ B

問題 236

難易度 ★★☆

全肺気量が等しい3人（①、②、③）の安静呼吸時における胸腔内圧・肺容量曲線を図に示す。正しいのはどれか。ただし、吸息は右上向きの矢印、呼息は左下向きの矢印で示している。

A. 肺コンプライアンスは③が最も大きい。
B. 機能的残気量が最も大きいのは②である。
C. 正常な胸腔内圧・肺容量曲線は③である。
D. 吸息で最も大きな仕事量が必要なのは①である。
E. 呼息で能動的エネルギーが必要なのは①である。

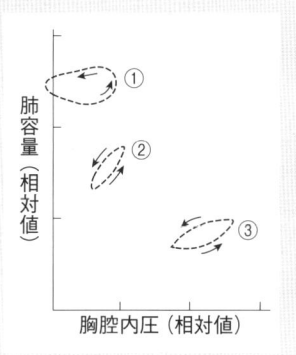

解説 肺コンプライアンスとは、胸腔内圧の変化量に対する肺の容量変化であり、③が最も小さい。コンプライアンスは物理でよく用いられるエラスタンスの逆数であることに注意しなければならない。吸息と呼息で胸腔内圧変化に対して肺の容量変化を示す環を履歴環という。また、呼吸に必要な能動的エネルギー量である仕事量は（圧×容量）で求められる。3者とも1回換気量（容量変化）はあまり変わらないので、吸息で胸腔内圧の変化量の最も大きい③が吸息時の仕事量は最も大きい。呼息は、吸息で肺と胸壁に貯えられた受動的エネルギーを利用して行われる。しかし、①のように履歴環が吸息開始状態よりも左側（低胸腔内圧側）にはみ出している状態では、呼息でも能動的エネルギーが必要になる。

正解 ▶ E

問題 237

難易度 ★★☆

加齢により増加するのはどれか。

A. ②
B. ③
C. ④
D. ①＋②＋③
E. ①＋②＋③＋④

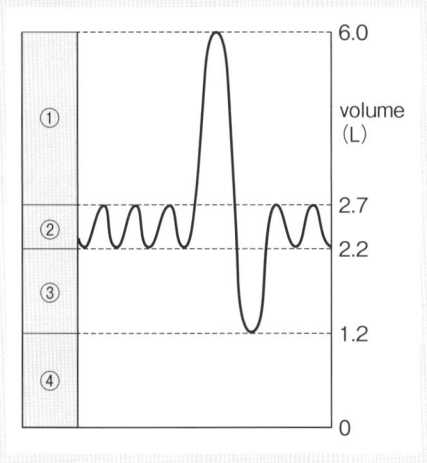

(USMLE STEP1 より改変)

解説 ①は予備吸気量、②は1回換気量、③は予備呼気量、④は残気量に相当する。全肺気量＝予備吸気量＋1回換気量＋予備呼気量＋残気量、肺胞換気量＝1回換気量－死腔量の基本的関係を理解しておく必要がある。加齢に伴う肺実質の気腫性変化、気道周囲支持組織の減少により末梢気道は閉塞しやすくなる。加齢により全肺気量（①＋②＋③＋④）は変化

しないが、肺活量（①+②+③）は減少する。一方、機能的残気量（③+④）および残気量（④）は増加することが知られている。

さらに気腫性変化が強くなる肺気腫では、長期の喫煙などによって肺膜と弾性組織の損失をきたす。弾性組織が失われてくると、肺は伸展しやすくなるので肺コンプライアンスは増し、全肺気量（①+②+③+④）は増大する。また、気道は正常に比べて呼息の早期に閉鎖するので、機能的残気量と残気量ともに増加する。この結果、努力肺活量あるいは1秒率は減少する。

正解 ▶ C

問題 238　難易度｜★☆☆

14歳の男子中学生。運動後に呼吸が苦しくなり、安静にしても回復しなかったため来院した。肺機能検査で最大呼息努力による肺気量曲線を記録し、ある物質の投与により、息苦しさは軽減し、呼気曲線は図のように変化した。この症例について、正しいのはどれか。

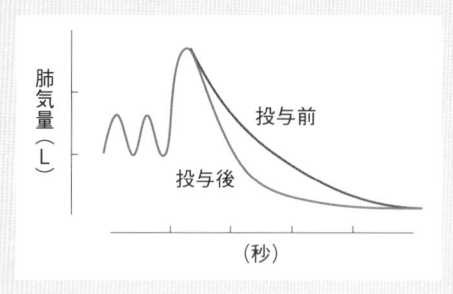

A. 気胸が疑われる。
B. 投与により一秒率が増大している。
C. ある物質とは酸素であったと思われる。
D. 投与により努力肺活量が増大している。
E. ある物質とは気管支収縮薬であったと思われる。

解説　最大呼息努力による最初の1秒間の呼気量が1秒量である。気管支の開大度の指標である。喘息では、運動やアレルゲンが誘因となり、気管支が収縮し、1秒量が低下し、息苦しくなる。肺活量に特徴的な変化はない。気管支拡張薬が有効である。

正解 ▶ B

● ガス交換と血流

問題 239　難易度｜★★☆

一定量の酸素を消費している人がいる。一定の分時換気量を維持している状態で動脈血酸素分圧が低下するのはどれか。

A. 機能的残気量が減少したとき
B. 呼吸数と1回換気量がともに減少したとき
C. 呼吸数は増加し1回換気量が減少したとき
D. 呼吸数は減少し1回換気量が増加したとき
E. 呼吸数と1回換気量がともに増加したとき

解説 分時換気量＝1回換気量×呼吸数であるから、分時換気量が一定であるという問題の条件で呼吸数と1回換気量がともに増加する、あるいは減少することはあり得ない。1回換気量＝肺胞換気量＋死腔量であるから、ガス交換に関与しない死腔量が増加する場合、肺胞換気量の減少が動脈血酸素分圧の低下を招く。したがって、分時肺胞換気量＝（1回換気量−死腔量）×呼吸数から、一定の分時換気量を維持した状態で呼吸のパターンによって肺胞換気量が変化する様子を理解する。

正解 ▶ C

問題 240

難易度｜★★☆

60歳の男性。肺癌のため右肺を全摘出したが、左肺は正常である。術後の心拍出量と二酸化炭素産生量は術前と同じである。全摘出術直後の所見として正しいのはどれか。

A. 換気血流比は低下する。
B. 肺血管抵抗は低下する。
C. 肺動脈血圧は低下する。
D. 動脈血酸素分圧は増加する。
E. 動脈血二酸化炭素分圧は低下する。

解説 肺循環に抵抗はあっても、肺血管系は伸展性があるので術前の心拍出量に見合う血流を維持している。しかし、換気量が半分になっているので換気血流比が低下している。肺動脈血圧と肺血管抵抗は、左肺が摘出した右肺を代償できる状態になっていないので増加している。換気が不十分なために動脈血酸素分圧は低下し、逆に二酸化炭素分圧は増加する。

正解 ▶ A

問題 241

難易度｜★☆☆

正しいのはどれか。

A. 肺胞気 O_2 分圧は肺動脈血より低い。
B. 肺胞気 CO_2 分圧は肺静脈血と等しい。
C. 肺胞における O_2 の拡散速度は CO_2 より速い。
D. 運動時の骨格筋組織 O_2 分圧は細動脈血 O_2 分圧にほぼ等しい。
E. 局所の肺胞で O_2 分圧が低下するとその部位の血管は拡張する。

解説 肺動脈血（静脈血）O_2 分圧は 40〜60 mmHg 程度であり、肺胞気 O_2 分圧（100〜120 mmHg）および動脈血 O_2 分圧（90〜100 mmHg）より低い。組織 O_2 分圧は活動が激しいほど低くなり、特に激しい運動時には骨格筋 O_2 分圧は 0 に近くなる。肺胞における CO_2 の拡散速度は O_2 の 20〜30 倍ほど速い。体循環では組織の O_2 が低下すると、血管が拡張して血流が増加する。しかし肺循環では逆で、局所の肺胞で O_2 分圧が低下すると、その部位の血管が収縮し血流が低下し、その周囲の酸素分圧が正常な肺胞に血流が分配される。この反応を低酸素性肺血管収縮という。

正解 ▶ B

●換気血流比と血液ガス

問題 242　難易度 | ★ ☆ ☆

72歳の男性。呼吸困難を訴えて来院した。検査結果は、動脈血 pH 7.183、PaO_2 61.3 mmHg、$PaCO_2$ 55.5 mmHg、HCO_3^- 19.6 mEq/L、血清 Na^+ 140 mEq/L、K^+ 5.1 mEq/L、Cl^- 102 mEq/L であるとき、考えられるのはどれか。

A. 呼吸性アシドーシス
B. 代謝性アシドーシス
C. 呼吸性アシドーシス + 代謝性アシドーシス
D. 代謝性アシドーシス + 呼吸性アルカローシス
E. 呼吸性アシドーシス + 代謝性アルカローシス

|解説| pH 7.183 は酸血症である。$PaCO_2$ が 55.5 mmHg と高いので、呼吸性アシドーシスが考えられる。代謝性指標としてアニオンギャップ（AG）を計算すると、AG＝140－(19.6＋102)＝18.4 mEq/L で、基準域（12±4 mEq/L）よりも高いため、代謝性アシドーシスの合併も考えられる。肺胞気 - 動脈血酸素分圧較差（$AaDO_2$）を計算すると、$AaDO_2＝PAO_2－PaO_2＝150－55.5/0.8－61.3＝19.3$ mmHg で、基準値（0〜10 mmHg）よりも高いので、換気障害があることがわかる。K^+ 値は pH 値が 0.1 下がると約 0.5 上昇するので、K^+ 値が高いのは pH の低下に伴うものと理解される。以上のことから、呼吸性アシドーシスに代謝性アシドーシスが合併していると考えられる。

正解 ▶ C

問題 243　難易度 | ★ ☆ ☆

健常者が立位でいるときの換気血流比（$\dot{V}A/Q$）で正しいのはどれか。

A. 肺尖部では $\dot{V}A/Q ＜ 1$ となる。
B. 肺底部では $\dot{V}A/Q ＞ 1$ となる。
C. $\dot{V}A/Q ＝ 1$ の部位ではガス交換効率が最適となる。
D. 肺尖の肺胞では血流があっても換気がない部分が存在する。
E. 肺底では換気があっても血流が十分でない部分が存在する。

|解説| ガス交換の効率には、換気と血流のバランスが重要である。通常、起立あるいは坐位では、肺尖部で血流が相対的に少なくなり、肺底部では血流が多くなる。それに対応して、肺尖部では $\dot{V}A/Q$ は 1 よりも大きくなり、肺底部では逆に小さくなる。

正解 ▶ C

問題 244　難易度 | ★ ☆ ☆

換気血流比が最も不均等になる状況はどれか。

A. 臥位の姿勢をとっている。
B. 中等度の運動をしている。
C. 飛行機の座席に座っている。
D. 湯舟に首まで浸かっている。
E. 大気圏外の宇宙船で生活している。

解説 肺内の血流分布が均等になるのは、臥位、潜水、無重力環境および、運動などで肺循環血液量が増えたときである。坐位では不均等な血流分布となる。　**正解 ▶ C**

問題 245　難易度 ★★☆

健常者で人工呼吸器により陽圧換気を行った場合の変化として正しいのはどれか。

A. 胸腔内圧は低下する。
B. 肺胞外血管の内腔は減少する。
C. 肺毛細血管の内腔は減少する。
D. 胸腔への静脈還流は増加する。
E. 換気血流比不均等は改善する。

解説 陽圧換気による肺胞壁の伸展は肺毛細血管の抵抗を増加させる。一方、肺実質の伸展に伴い肺胞外血管は開大する。陽圧換気により胸腔内圧は上昇し、胸腔への静脈還流を阻害する。人工呼吸器による換気では肺胞虚脱が起きやすく換気血流比不均等分布は増大しやすい。　**正解 ▶ C**

● 呼吸中枢を介する呼吸の調節

問題 246　難易度 ★☆☆

呼吸調節の異常について正しいのはどれか。

A. 頸部の脂肪蓄積は気道閉塞の一因となり得る。
B. 飲み慣れた量のアルコールなら呼吸への影響はあまり懸念されない。
C. 生成されている二酸化炭素の排出に必要な換気よりも大きい換気を大呼吸という。
D. 浅い呼吸から次第深い呼吸になり、再び浅くなる周期的異常呼吸はクスマウル呼吸である。
E. 嫌気的代謝閾値よりも強度な運動では、生成されている二酸化炭素に必要な換気よりも低換気となる。

解説 頸部の脂肪蓄積は気道閉塞ならびに睡眠時無呼吸症候群の一因となり得る。同時に、飲み慣れた量のアルコールでも睡眠時には呼吸を大きく抑制することがあり得る。生成されている二酸化炭素の排出に必要な換気よりも大きい換気は過換気という。浅い呼吸から次第に深い呼吸になり、再び浅くなる周期的異常呼吸はチェーン・ストークス呼吸である。嫌気的代謝閾値よりも強度な運動では、二酸化炭素だけではなく、急増する水素イオンによっても呼吸が刺激され、生成されている二酸化炭素に必要な換気よりも過換気となり、二酸化炭素分圧は低下する。　**正解 ▶ A**

問題 247　難易度 ★☆☆

呼吸調節に関して正しいのはどれか。

A. 脳脊髄液の H^+ の増加は換気量を抑制する。
B. 随意的呼吸の中枢は大脳皮質頭頂葉にある。
C. 酸素分圧の低下は頸動脈洞圧受容器で感受される。
D. 肺伸展受容器からの求心性活動は吸息活動を促進する。
E. 二酸化炭素分圧の上昇は延髄の中枢性化学受容野を刺激する。

解説 脳脊髄液のH⁺が増加しても換気量は増大する。随意的呼吸の中枢は一次運動野である大脳皮質前頭葉中心前回にある。酸素分圧の低下は頸動脈小体で感受され、舌咽神経を介して延髄に届き、換気量を増大する。肺伸展受容器からの求心性活動は、Herling-Breuer反射により、吸息活動を抑制する。二酸化炭素分圧の上昇は延髄の腹側表面部にある中枢性化学受容野の活動を刺激する。

正解 ▶ E

●血液による O_2・CO_2 の運搬

問題 248　難易度｜★☆☆

血液の酸素飽和曲線を左に移動させるのはどれか。

A. pHの低下
B. 温度の上昇
C. 二酸化炭素分圧の増加
D. ヘモグロビン鉄原子の酸化
E. 赤血球内2,3-ビスホスホグリセリン酸の増量

解説 血液の酸素飽和曲線は組織での酸素供給量を決める最も重要な性質を示している。その基本は代謝活動の活発な組織には多くの酸素を供給することである。代謝活動の活発な組織では、pHの低下、温度の上昇、二酸化炭素分圧の増加、赤血球内2,3-ビスホスホグリセリン酸の増量が認められ、曲線は右にシフトしている。この逆の場合には、曲線は左にシフトする。ヘモグロビンの鉄原子が酸化されて3価になったり（メトヘモグロビンの形成）、一酸化炭素がヘムに結合すると、酸素の結合できるヘムの量が減少するだけでなく、残りのヘムの酸素に対する親和性が高くなって曲線は左にシフトし、組織への酸素供給量はさらに減少する。

正解 ▶ D

問題 249　難易度｜★★☆

ヘモグロビンの酸素に対する親和性が増すのはどれか。

A. 発　熱
B. 貧　血
C. 代謝性アシドーシス
D. 呼吸性アルカローシス
E. 血中の二酸化炭素分圧増加

解説 血液の酸素飽和曲線の基本である。pHの酸性化、温度の上昇、二酸化炭素分圧の増加、赤血球内2,3-ビスホスホグリセリン酸の増量が曲線を右にシフトさせ（酸素親和性の低下）、組織への酸素供給量を増すことを知っておく必要がある。また、貧血の場合、酸素の結合できるヘムの量が減少するが、代償現象として赤血球内に2,3-ビスホスホグリセリン酸が増量するために、ヘムの酸素に対する親和性が低下し、曲線は右にシフトし、組織への酸素供給量の減少を補う。

正解 ▶ D

問題 250 難易度 | ★★☆

酸素吸入で動脈血の酸素分圧が 100 mmHg から 500 mmHg に上昇したとき、生じるのはどれか。

A. 血液中の酸素含量は変化しない。
B. 血液中の酸素含量が 5 倍に増加する。
C. 血液中の酸素含量が 2 倍に増加する。
D. 物理的に溶解している酸素量が 5 倍に増加する。
E. 物理的に溶解している酸素量が 2 倍に増加する。

解説 動脈血の酸素分圧が 100 mmHg の状態では、酸素輸送体のヘモグロビンは約 98% 飽和されているので、酸素分圧が 500 mmHg に増加してもこの結合酸素量は 5% 程度しか増加しない。しかし、物理的に溶解する酸素量は酸素分圧に比例して 5 倍に増加する（ヘンリーの法則）。

正解 ▶ D

7 消化器系

●腹膜と臓器の関係

問題 251 難易度 ★★☆

腸間膜があるのはどれか。
A. 十二指腸
B. 上行結腸
C. 横行結腸
D. 下行結腸
E. 直　腸

解説 腹膜には臓器の表面を覆う臓側腹膜と、腹壁の内面を覆う壁側腹膜とがあるが、腸間膜は臓側腹膜の一部をなす。下部消化管のうち空腸、回腸、虫垂、横行結腸、S状結腸は腸間膜をもつが、十二指腸、上行結腸、下行結腸、直腸には腸間膜はなく、後腹壁に固定される。小腸から吸収された栄養物を運ぶ血管やリンパ管は腸間膜内を通る。

正解 ▶ C

●消化管の基本構造と機能

問題 252 難易度 ★☆☆

胃の前庭部（幽門洞部）について正しいのはどれか。
A. 受け入れ弛緩を起こす。
B. 胃酸を分泌する細胞がある。
C. ガストリンを分泌する細胞がある。
D. 数多くの粘膜ヒダが複雑に走行する。
E. ペプシノーゲンを分泌する細胞がある。

解説 胃は1つの袋だが、胃前庭部とその吻側部の胃では大きく機能が異なっていて、その違いを理解することは重要である。吻側部の胃底部や胃体部では、食物を貯留するため筋層は三層構造となっていて受け入れ弛緩が起こる。また、胃体部から管腔には胃酸や消化酵素が分泌される。一方、胃前庭部粘膜からは血中に消化管ホルモン（脳‐腸ペプチド）のひとつであるガストリンが分泌される。このガストリンは胃酸分泌をはじめとして、消化管の運動や他の消化液の分泌調節にも重要な役割を果たす液性因子で、その知識は必須である。なお、胃体部では粘膜ヒダが多く複雑に走行するが、胃前庭部ではヒダが縦走方向にそろっている。

正解 ▶ C

問題 253 　難易度 ★☆☆

基礎運動リズムが一番速いのはどれか。

- A. 胃
- B. 十二指腸
- C. 空　腸
- D. 回　腸
- E. 上行結腸

解説 消化管の基礎運動のリズムは消化管平滑筋の基本電位リズム BER（もしくは緩徐波（slow wave））により規定されるが、そのリズムは消化管部位により異なる。小腸では十二指腸で 12 回/分程度であるが、空腸から回腸へと尾側にいくほど遅くなり、回腸では 9 回/分程度となる。このリズム勾配は尾側への腸内容輸送のひとつの原動力になっているといわれている。胃では 3 〜 5 回/分程度で、結腸ではさらに遅い。正常な消化管のおおよその基礎運動の周期は覚えておいた方がよい事柄である。

正解 ▶ B

問題 254 　難易度 ★★☆

消化管の感染防御システムのうち、自然免疫に関係するのはどれか。

- A. 壁細胞
- B. 杯細胞
- C. 形質細胞
- D. 樹状細胞
- E. パネート細胞

解説 壁細胞は胃酸分泌、杯細胞は粘液分泌でともに非免疫系の防御システムである。一方、形質細胞は免疫グロブリン産生、樹状細胞は抗原提示でともに獲得免疫系の防御システムである。パネート細胞は小腸陰窩に存在してリゾチームなどの AMP（抗微生物タンパク質）を分泌する自然免疫系の防御システムである。

正解 ▶ E

●消化管運動のしくみ・調節

問題 255 　難易度 ★☆☆

腸内容物に対して正蠕動運動が果たす生理的機能として正しいのはどれか。

- A. 撹　拌
- B. 逆　流
- C. 吸　収
- D. 停　滞
- E. 肛門側への運搬

解説 腸内容の撹拌や吸収に関与するのは分節運動や振子運動といわれる自動運動である。これらの運動は、最近の研究では腸壁に存在するペースメーカー細胞のネットワークにより起こる。また、逆蠕動運動は腸内容の停滞や、特に胃では嘔吐を伴う逆流を起こす。正蠕動

は、口側から肛門側へ伝播することによって腸内容物を肛門側へ運搬する生理的な機能を有し、壁内神経を介する粘膜内反射が連続して起こることにより形成される。

正解 ▶ E

●消化管に対する自律神経の作用

問題 256　難易度|★★☆

消化管の壁内神経叢について正しいのはどれか。

A. 消化管の蠕動運動を抑制している。
B. 食道から小腸までの消化管壁内に存在する。
C. Meissner（マイスナー）神経叢は輪走筋と縦走筋の間に存在する。
D. 先天的な欠如によって Hirschsprung（ヒルシュスプルング）病を発症する。
E. Auerbach（アウエルバッハ）神経叢は中枢神経からの指令がないと機能しない。

解説 消化管には2つの神経回路網がある。縦走筋層と輪走筋層の間にある筋層間神経叢（Auerbach の神経叢）と、輪走筋層と粘膜との間にある粘膜下神経叢（Meissner 神経叢）である。これらの神経は全体として腸管神経系を構成しており、食道から直腸までの消化管壁内に存在する。筋層間神経叢は消化管運動を制御し、粘膜下神経叢は腸液分泌を制御している。Hirschsprung 病（無神経叢性巨大結腸症）は、筋層間神経叢、粘膜下神経叢の先天的欠損により発症する。この患者では無神経節部位における蠕動運動が欠如しており、小児では3週間に1回の割合以下でしか排便できない。

正解 ▶ D

問題 257　難易度|★★☆

図は消化管平滑筋の基本電位リズム（BER）を表している。①と②はともに神経伝達物質で基本電位リズムに影響を与えている。①に入るのはどれか。

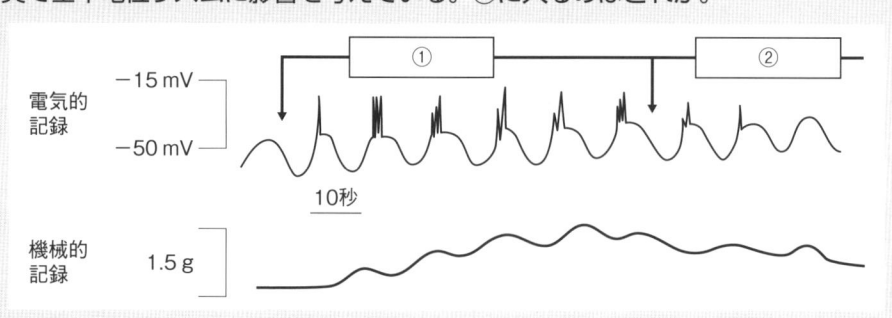

A. アセチルコリン
B. 一酸化窒素
C. ノルアドレナリン
D. バソプレシン
E. γ-アミノ酪酸

解説 食道と近胃を除く消化管平滑筋の膜電位は、消化管に沿って進む律動的変動を示す。そのリズムは消化管の部位によって異なり、Cajal の間質細胞として知られるペースメーカー細胞によって作られる。この基本電位リズムは、刺激が基本電位リズム波の脱分極部にス

パイク電位を発生させると筋収縮をもたらす。副交感神経終末から分泌されるアセチルコリンはスパイク電位の数を増加させ、筋を収縮させる。一方、交感神経終末から分泌されるノルアドレナリンはスパイク電位数や筋緊張を減少させる。したがって、消化管平滑筋は、副交感神経の刺激で収縮し、交感神経刺激で弛緩する。

正解 ▶ A

● 肝の構造と機能

問題 258　難易度 | ★☆☆

肝臓の構造について正しいのはどれか。
A. 肝動脈は中心静脈と並走する。
B. 類洞の血管内皮細胞は連続型である。
C. Disse（ディッセ）腔はリンパ管に連なる。
D. 小葉内の血流は中心静脈から門脈へと流れる。
E. 毛細胆管は Kupffer（クッパー）細胞により覆われている。

解説 肝臓には、血管、リンパ管に加えて胆道系が存在する。しかも血管系には、肝動静脈に加えて門脈系が存在するので、一層複雑な構造になっている。肝臓の機能や病態を理解するためには、こうした構造上の特徴を知っておく必要がある。

正解 ▶ C

問題 259　難易度 | ★☆☆

肝臓の働きについて正しいのはどれか。
A. ビタミン C を貯蔵する。
B. アンモニアから尿酸を産生する。
C. グルコースからアミノ酸を産生する。
D. β酸化によりコレステロールを産生する。
E. グルコースをグリコーゲンに変換して貯蔵する。

解説 ビタミン C は貯蔵できない。アンモニアから産生されるのは尿素。アミノ酸は、グルコースからは産生されない（逆は起こる）。β酸化は、脂肪酸の分解。

正解 ▶ E

● 胃液の作用と分泌機序

問題 260　難易度 | ★☆☆

胃液の作用について正しいのはどれか。
A. 糖分解酵素を多量に含む。
B. ミセルの形成に重要である。
C. 脂肪分解酵素を多量に含む。
D. ビタミン B_{12} の吸収に重要である。
E. タンパク質の分解吸収に必須である。

B 人体各器官の正常構造と機能

解説 胃液に含まれる主な消化酵素はペプシノーゲンである。これはタンパク質分解酵素であるが、この酵素が欠乏しても、膵液中に含まれるトリプシノーゲン、キモトリプシノーゲンがあれば、タンパク質の分解吸収に支障はない。ミセル形成は胆汁の作用である。胃液にはビタミン B_{12} の吸収に必要不可欠な内因子が含まれる。

正解 ▶ D

問題 261　難易度 ★☆☆

胃酸の分泌を抑制するのはどれか。

A. ガストリン
B. ヒスタミン
C. 迷走神経刺激
D. アセチルコリン
E. プロトンポンプ阻害薬

解説 胃酸分泌調節に関わる3つの物質(アセチルコリン、ヒスタミン、ガストリン)、ならびに胃酸の分泌機序にプロトンポンプが関与することを理解していれば、容易に正解できる問題である。

正解 ▶ E

問題 262　難易度 ★★☆

図は胃壁細胞の休止期と活動期の複合図である。胃酸の分泌が活発なのはどちらか。またその根拠となる細胞内小器官はどれか。正しい組み合わせを選べ。

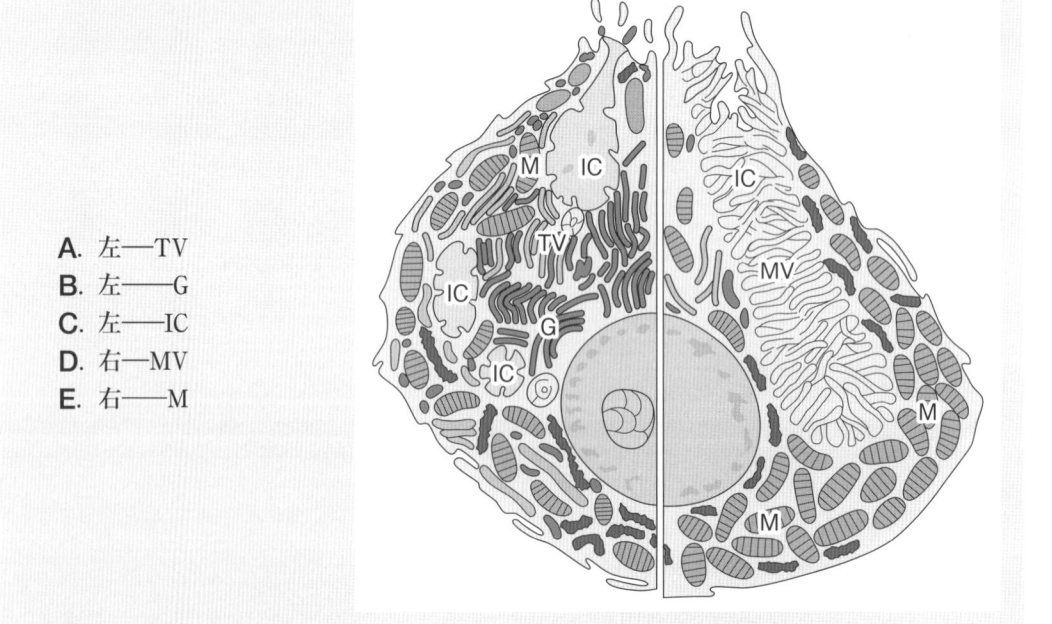

A. 左——TV
B. 左——G
C. 左——IC
D. 右——MV
E. 右——M

解説 胃壁細胞は、濃い酸を分泌する特別な役割を果たせるように特殊化している。胃腺内腔に面した頂上膜にある H^+、K^+-ATPase(プロトンポンプ)が、壁細胞内から H^+ を100万倍以上の濃度勾配に逆らってくみ出すのに必要なエネルギーを供給するため、ミトコンド

リアが多く存在している。プロトンポンプは休止期には管状小胞という膜に退いている。活動期には管状小胞が頂上膜とつながっている細胞内細管と融合し、頂上膜の面積が増大してプロトンポンプが酸を分泌するようになる。

正解 ▶ E

●胆汁の作用と胆嚢収縮

問題 263　難易度 ★☆☆

胆嚢収縮作用の強い消化管ホルモンはどれか。
A. ガストリン
B. セクレチン
C. トリプシン
D. ステアプシン
E. コレシストキニン

解説 胃・十二指腸に分泌される消化管ホルモン、消化酵素の作用を知っておくことが必要。ステアプシン、トリプシンは消化酵素である。ガストリン、セクレチンは消化管ホルモンであるが、それぞれ胃液分泌、膵液（重炭酸イオン）分泌の作用をもつ。

正解 ▶ E

●膵外分泌系の構造と膵液の作用

問題 264　難易度 ★☆☆

膵液について正しいのはどれか。
A. 酸性である。
B. ペプシンを含む。
C. リパーゼを含む。
D. マルターゼを含む。
E. 脂肪の乳化に重要である。

解説 胃液の酸性を中和するために、膵液には HCO_3^- が多量に含まれていることを知らなければならない。ペプシンは胃液中の酵素。マルターゼは、二糖類を単糖類に分解する酵素であり、小腸上皮にあるが、膵液には含まれていない。乳化は胆汁の作用。

正解 ▶ C

問題 265　難易度 ★★☆

膵液の分泌刺激と分泌物の関係で正しいのはどれか。
A. 迷走神経の刺激————————酵素を多量に含む
B. セクレチンによる刺激——————酵素を多量に含む
C. 十二指腸の酸による刺激—————酵素を多量に含む
D. ガストリンによる刺激——————HCO_3^- を多量に含む
E. コレシストキニンによる刺激———HCO_3^- を多量に含む

解説 酵素を多量に含む膵液と、HCO₃⁻を多量に含む膵液とでは、分泌刺激が異なっている。酸やセクレチンはHCO₃⁻を、迷走神経、コレシストキニン、ガストリンは消化酵素を多量に分泌させる。

正解 A

問題 266 膵液の分泌機能が低下したときの症候として正しいのはどれか。

難易度 ★★☆

A. 便の比重が大きくなる。
B. 血液凝固能が低下する。
C. ビタミン B₁₂ の吸収が低下する。
D. 十二指腸内がアルカリ性に傾く。
E. 骨へのカルシウム沈着が多くなる。

解説 脂肪吸収が低下するため、便の比重は小さくなる。血液凝固能低下は、主にビタミンK吸収不足によるビタミンK依存因子の産生低下が原因である。ビタミンB₁₂の吸収低下は、胃液分泌障害による。膵液にはHCO₃⁻が含まれるので、分泌が低下すると酸性に傾く。脂溶性のビタミンD吸収不全によりカルシウム吸収も低下する。

正解 B

● 小腸における消化・吸収

問題 267 小腸の構造上の特徴として正しいのはどれか。

難易度 ★★☆

A. 健常者の小腸は約7mある。
B. 微絨毛の中心部にリンパ管が通っている。
C. 粘膜表面の面積は漿膜側の約600倍に相当する。
D. 上皮細胞の側底膜は刷子縁という特殊構造になっている。
E. 漿膜側に多数のKerckring（ケルクリング）のしわがある。

解説 小腸における消化吸収作用を理解するには、小腸粘膜の構造上の特徴を知っていることが不可欠である。Kerckring（ケルクリング）のしわ、絨毛、微絨毛（刷子縁）の配置や、それらの存在による粘膜表面積の増大、中心乳び腔の存在が消化吸収に与える影響を理解する必要がある。小腸の長さは約3m。Kerckringのしわは粘膜側にあり、リンパ管は微絨毛ではなく絨毛の中心部を通る。刷子縁は上皮細胞の底部ではなく上面にある。

正解 C

問題 268 小腸における栄養素の吸収について正しいのはどれか。

難易度 ★★☆

A. 脂質はミセルの形で吸収される。
B. 側底膜には2種類のグルコース輸送体（GLUT2、GLUT5）がある。
C. 上皮細胞で形成される主要なリポタンパク質はキロミクロンである。
D. 刷子縁のNa⁺-グルコース共輸送体（SGLT1）はATPを必要とする。
E. タンパク質は終末消化によりポリペプチドまで分解されて吸収される。

解説 ミセルは最終消化された後、吸収される。側底膜にあるグルコース輸送体は、GLUT2 のみである。Na^+ - グルコース共輸送体（SGLT1）は、二次性能動輸送であって ATP は必要としない。タンパク質の一部は、アミノ酸まで分解されて吸収される。

正解 ▶ C

問題 269 難易度 ★★☆

手術により小腸を 90% 除去した患者に最も生じ難い病態はどれか。
A. 貧血
B. 脱水
C. 脂肪便
D. 骨粗鬆症
E. るいそう（やせ）

解説 栄養素の吸収不全によりいそう、脂肪便が生じる。貧血は鉄およびビタミン B_{12} 吸収不全の結果、骨粗鬆症はビタミン D、カルシウム吸収不全による。それに対し、塩分や水は残存している腸で吸収可能である。

正解 ▶ B

問題 270 難易度 ★★☆

小腸粘膜表面において行われることで正しいのはどれか。
A. コレステロールは小腸粘膜細胞においてエステル化される。
B. 少糖類を単糖類に分解する酵素が刷子縁の微絨毛に多数存在する。
C. 水に不溶の Fe^{3+} は鉄還元酵素によって水溶性の Fe^{2+} に還元される。
D. ビタミン K は腸内細菌によっても合成され、小腸上部で吸収される。
E. ビリルビンは腸内細菌によってウロビリノーゲンとなって吸収される。

解説 主要な栄養素の消化は消化酵素によって加水分解される。食物中の高分子は唾液、胃液、膵液中の消化酵素によってオリゴマーにまで加水分解される（管腔内消化）。オリゴマーはさらに、小腸上皮細胞の微絨毛に多数存在するオリゴマー分解酵素によってモノマーにまで加水分解され（膜消化）、その後吸収される。

正解 ▶ B

● 大腸における糞便形成と排便

問題 271 難易度 ★☆☆

排便について正しいのはどれか。
A. 排便中枢は腰髄にある。
B. 外肛門括約筋は平滑筋からなる。
C. 内肛門括約筋は骨格筋からなる。
D. 内肛門括約筋は陰部神経の支配を受ける。
E. 直腸内圧が上昇すると内肛門括約筋は弛緩する。

解説 内肛門括約筋は副交感神経性の骨盤神経の支配を受ける平滑筋で、直腸内圧が上昇すると

弛緩する。一方、外肛門括約筋は骨格筋で体性神経である陰部神経の支配を受け、直腸内圧の上昇で収縮する。排便中枢は仙髄にある。

正解 ▶ E

● 主な消化管ホルモン

問題 272 難易度 ★☆☆

消化管ホルモンで正しいのはどれか。

A. グレリンは摂食によって分泌が増加する。
B. コレシストキニンは中枢神経系にも存在する。
C. ガストリンは幽門前庭のG細胞から管腔側へ分泌される。
D. ソマトスタチンは成長ホルモン放出ホルモンとも呼ばれる。
E. 膵液によって胃からの酸が中和されるとセクレチン分泌は増加する。

解説 消化管ホルモンは、①消化管内分泌細胞によって産生・分泌される狭義の消化管ホルモン、②消化管と神経系の両者に存在する脳腸ホルモン、③腸神経叢に存在する神経ペプチドの三者を包括した呼称である。コレシストキニンは上部小腸の粘膜上皮のI細胞から分泌されるが、中枢神経系にも存在し、食物摂取の調節にも関与しているといわれている。

正解 ▶ B

問題 273 難易度 ★★☆

グラフはヒトにセクレチンを注射した後の膵液の組成と分泌量を表している。1、2の正しい組み合わせはどれか。

A. 1 : Cl^-,　　2 : H^+
B. 1 : Cl^-,　　2 : K^+
C. 1 : HCO_3^-,　2 : Cl^-
D. 1 : K^+,　　 2 : Cl^-
E. 1 : Na^+,　　2 : HCO_3^-

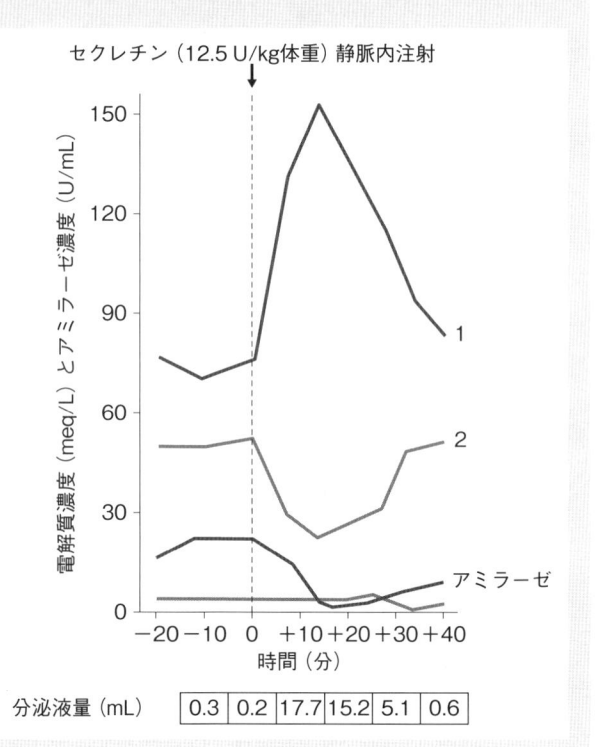

セクレチン（12.5 U/kg体重）静脈内注射

| 分泌液量 (mL) | 0.3 | 0.2 | 17.7 | 15.2 | 5.1 | 0.6 |

解説 セクレチン（secretin）は、1902年、イギリスの生理学者 William Bayliss と Ernest H. Starling により発見された。27個のアミノ酸からなるペプチドホルモンである。
上部小腸のS細胞から分泌される。膵臓の導管細胞および胆道からの重炭酸塩の分泌を亢進させる。また、G細胞からのガストリンの放出を抑制して胃酸の分泌を抑制する。膵臓アミラーゼや膵臓リパーゼなどの消化酵素の至適pHは中性付近なので、これらの機能は重要である。

正解 ▶ C

●歯・舌・唾液腺の構造と機能

問題 274　難易度｜★☆☆
上下の歯で物を噛んだときの最大咬合圧はどの歯が示すか。
A. 犬歯
B. 側切歯
C. 中切歯
D. 第1大臼歯
E. 第2大臼歯

解説 歯根の大きさ、位置などから第1大臼歯が一番大きい。

正解 ▶ D

●咀嚼と嚥下の機構

問題 275　難易度｜★★☆
咀嚼運動の完全な開閉口リズムが形成されるのはどこか。
A. 大脳皮質
B. 大脳基底核
C. 小脳
D. 脳幹
E. 脊髄

解説 神経学的に咀嚼運動は、呼吸や歩行と同様の"半自動性運動"に分類される。"半自動性運動"は、運動の開始や運動制御の一部に随意的な要素が含まれるが、通常はその運動の大部分が自動的に遂行される運動を指す。咀嚼運動の半自動性運動の制御機構の特徴は、その運動の基本的なパターンが脳幹にある「咀嚼の中枢パターン発生器（CPG：central pattern generator）」、いわゆる"咀嚼のCPG"という神経回路によって制御される点にある。"咀嚼のCPG"自体には自発的に活動する能力はないが、大脳皮質咀嚼野（前頭葉）からの駆動信号の入力を必要とする。駆動信号が"咀嚼のCPG"に入力されると、この駆動信号がCPGを経る間にリズムが作られ、出力先である運動ニューロンのリズミカルな活動が誘導され、咀嚼運動が形成される。

正解 ▶ D

B 人体各器官の正常構造と機能

問題 276　難易度 | ★★☆

嚥下時に認められるのはどれか。

A. 舌の前方移動
B. 喉頭口の開放
C. 鼻咽腔の閉鎖
D. 咽頭腔の伸張
E. 食道全体の弛緩

解説　摂食・嚥下は、食物を認知して口に取り込むことに始まり、胃に至るまでの一連の過程を指す。ヒトの咀嚼・嚥下は、1）口に取り込むまでの先行期（認知期）、2）取り込んだ食物を咀嚼し唾液と混和することで食塊を形成する咀嚼期（準備期）、3）出来上がった食塊を咽頭に向けて移送する口腔期、4）咽頭から食道まで食塊を移送する咽頭期、5）食道に入った食塊を胃に移送する食道期の5期（摂食5期）に分けられる。

口腔期では舌の後方運動による食塊の咽頭への送り込みが起こる（A）。咽頭期では喉頭蓋の反転による喉頭口閉鎖が起こる（B）とともに声門が閉鎖されて呼吸が一時停止する。また、口腔期～咽頭期では鼻咽腔閉鎖が起こる（C）。咽頭期では上・中・下咽頭収縮筋の収縮で食塊は食道入り口まで移動するが、この際、咽頭腔は短縮する（D）。食塊が食道に入ると食道壁に備わっている蠕動運動で食塊は胃まで運ばれる（E）。

正解 ▶ C

8 腎・尿路系と体液・電解質バランス

●体液の量と組成・浸透圧

問題 277
難易度 | ★★☆

希釈法による体液分画の測定で、標識物質と測定される体液分画の組み合わせで正しいのはどれか。

A. Cl⁻―――――――体内総水分量
B. Na⁺―――――――体内総水分量
C. 重　水―――――血漿量
D. イヌリン―――――細胞外液量
E. アンチピリン――細胞外液量

解説 それぞれの体液分画の測定に使われる代表的な標識物質が何かは、重要な基本知識である。とりわけ、細胞内に移行しないイヌリンは細胞外液量測定に用いられる代表的な標識物質である。

正解 ▶ D

問題 278
難易度 | ★☆☆

成人男子体重 70 kg の細胞外液量はおよそ何 L か。

A. 10 L
B. 15 L
C. 20 L
D. 25 L
E. 30 L

解説 成人男子の体内の水分量は体重の 60% であり、そのうち細胞外液量は体重の 20%、細胞内液量は体重の 40% である、細胞外液は間質液と血漿から構成される。

正解 ▶ B

問題 279
難易度 | ★☆☆

血漿量が増加するのはどれか。

A. 飲　酒
B. 発　汗
C. 食塩の摂取
D. 激しい下痢
E. マンニトールの静注

解説 飲酒（エタノール）はバソプレシンの分泌の抑制による利尿作用があり、血漿量は減少する。発汗では、主に水分が喪失するので、細胞外液はやや高張となるが、すぐ細胞内液から移行してきて、変動はおだやかなため、血漿量はほとんど変動しない。食塩の摂取で吸収されたNa^+は細胞内へは移行しないので細胞外液が高張となり、水分が細胞内から細胞外へ移行し、血漿量は増加し、血圧も上昇する。下痢では、水分とNa^+が失われるので血漿量は減少する。また、細胞外液は低張となるので、水分は細胞内へ移動する。マンニトールは腎臓から速やかに排泄され、再吸収もされないので、浸透圧利尿によって血漿量は減少する。

正解 C

問題 280 難易度 ★☆☆

栄養失調の子どもで腹水貯留の主な原因となるのはどれか。

A. 水分量の増加
B. Cl^-濃度の低下
C. Na^+濃度の低下
D. アルブミン濃度の低下
E. グロブリン濃度の低下

解説 腹水の貯留に、毛細血管壁を自由に透過できる水やイオンは原因とはなり得ない。この場合の原因として考えられるのは、毛細血管壁を透過できない血漿タンパクの量が減り、膠質浸透圧が低下することである。血漿タンパクのうち飢餓状態でも比較的グロブリンの量は保たれることが知られており、先に低下するのはアルブミンである。

正解 D

問題 281 難易度 ★☆☆

体液分画で正しいのはどれか。

A. 血漿は細胞内液である。
B. Na^+は細胞内液に多い。
C. 組織液は細胞外液である。
D. 細胞内液は細胞外液より少ない。
E. 総体液量は体重の約40%である。

解説 細胞内液は体重の約40%、細胞外液は体重の約20%である。細胞外液は血漿と組織液とに分かれる。細胞内液にはK^+が多く、細胞外液にはNa^+が多い。

正解 C

問題 282 難易度 ★☆☆

真夏の炎天下で2時間運動したとき、傍糸球体細胞から分泌されるのはどれか。

A. レニン
B. アンジオテンシノーゲン
C. アンジオテンシンⅠ
D. アンジオテンシンⅡ
E. アルドステロン

|解説| 傍糸球体装置は腎動脈に流入する循環血液量をモニターしている。炎天下での運動などで循環血液量が低下すると、傍糸球体細胞（顆粒細胞）からレニンの分泌が亢進し、アンジオテンシノーゲンからアンジオテンシンⅠ、さらにアンジオテンシンⅡへの変換が促進し、アンジオテンシンⅡがアルドステロンの分泌を促進する。循環血液量を保持する作用のあるのはアルドステロンである。

正解 ▶ A

問題 283　難易度｜★★☆

体内水分量の調節について正しいのはどれか。

A. プロラクチンは飲水行動を促進する。
B. 浸透圧受容器は前視床下部終板に局在する。
C. 循環血液量減少は視床下部室傍核で感知される。
D. アンジオテンシンⅡは体液浸透圧上昇により分泌される。
E. 循環血液量が正常なら浸透圧が上昇しても口渇は生じない。

|解説| 飲水行動（口渇）は体液浸透圧上昇、もしくは細胞外液量低下により発現する。体液浸透圧上昇は前視床下部終板の脈管器官（OVLT）や脳弓下器官（SFO）などで感知され、高次中枢へ伝わり口渇を誘発する。一方、細胞外液量低下は腎動脈、頸動脈、心肺部などの圧受容器で感知され、アンジオテンシンⅡを介してOVLTやSFOから口渇を誘発する、もしくは脳幹から中心視索前核を経由した神経回路により口渇を誘発する。

正解 ▶ B

●腎・尿路系の形態と機能

問題 284　難易度｜★☆☆

腎の血管抵抗が最も大きい部位はどれか。

A. 腎動脈
B. 輸入細動脈
C. 糸球体毛細血管
D. 輸出細動脈
E. 尿細管周囲毛細血管

|解説| 腎の血管系は糸球体内で一度毛細血管になる。このとき糸球体に入る輸入細動脈と糸球体から出て行く輸出細動脈の機能（収縮度）によって、腎機能は大きく影響される。通常は輸入細動脈での圧降下が最大である。つまり、血管抵抗が一番大きい。

正解 ▶ B

●腎の機能やネフロン各部の構造と機能

問題 285　難易度｜★☆☆

腎の構造について正しいのはどれか。

A. 基底膜の毛細管腔側は陽性に帯電している。
B. メサンギウム細胞は糸球体内には存在しない。
C. 足細胞は毛細血管腔側の糸球体基底膜に接している。
D. 腎小体は糸球体毛細血管とBowman（ボーマン）嚢からなる。
E. 糸球体が腎皮質の深部にあるものは短ループの尿細管を有する。

B 人体各器官の正常構造と機能

> [解説] 基底膜の毛細管腔側は陰性に帯電しているために陰性に帯電するタンパク質が通過しにくくなっている。メサンギウム細胞は糸球体内にもあり、糸球体毛細血管がバラバラにならないようにこれを束ねている。毛細血管腔側の糸球体基底膜に接しているのは血管内皮細胞であり、足細胞はBowman（ボーマン）嚢側の基底膜に接している。糸球体が腎皮質の深部にあるものは短ループではなく長ループの尿細管を形成している。
>
> 正解 ▶ D

問題 286 難易度 ★☆☆

緻密斑について誤っているのはどれか。

A. 遠位尿細管にある。
B. レニン分泌顆粒を有する。
C. 傍糸球体装置を構成する。
D. 糸球体外メサンギウム細胞と隣接している。
E. 糸球体濾液中の Cl^- 濃度が減少すると輸入細動脈を弛緩させる。

> [解説] 緻密斑（macula densa）は、NaCl濃度の変化に対応して細動脈抵抗をフィードバック的にコントロールする。存在場所は遠位尿細管である。糸球体濾過量（GFR）が減少すると、尿細管での Na^+ と Cl^- の再吸収が増加して、緻密斑細胞での塩分濃縮を減少させる。その結果、輸入細動脈が弛緩し、輸出細動脈が収縮し、傍糸球体細胞からはレニンが分泌される。
>
> 正解 ▶ B

●糸球体における濾過

問題 287 難易度 ★☆☆

糸球体濾過量が増加するのはどれか。

A. 輸出細動脈の拡張
B. 糸球体毛細血管の収縮
C. 尿細管内の平均静水圧の上昇
D. 糸球体毛細血管内の平均静水圧の低下
E. 糸球体毛細血管内の血漿膠質浸透圧の低下

> [解説] 糸球体濾過量は、濾過係数 ×（（糸球体毛細血管内の平均静水圧 − 尿細管内の平均静水圧）−（糸球体毛細血管内の血漿膠質浸透圧 − 尿細管内の糸球体濾過液の膠質浸透圧））で表される。糸球体毛細血管の収縮は濾過面積を減少させることにより濾過係数を低下させる。この式からわかるように、糸球体毛細血管内の血漿膠質浸透圧の低下は糸球体濾過量を増加させる。
>
> 正解 ▶ E

問題 288　難易度 | ★★☆

成人男性の腎機能を評価するためイヌリンを静注した後に、尿量、血漿中濃度、尿中濃度を測定した。

　　毎分あたりの尿量：0.8 mL/分、血漿中のイヌリン濃度：0.01 mg/mL、尿中のイヌリン濃度：1.5 mg/mL

1) 糸球体濾過量はどれか。

A. 60 mL/分
B. 120 mL/分
C. 240 mL/分
D. 600 mL/分
E. 1,200 mL/分

2) 上述のデータを用いて糸球体濾過量を計算した後、注射したイヌリンの濃度が定められた方法の2倍であったことに気づいた。計算結果をどのように取り扱うべきか。

A. ×0.25 する
B. ×0.50 する
C. ×2 する
D. ×4 する
E. そのまま用いる

解説　1) イヌリンは糸球体で濾過されるが、尿細管では再吸収も分泌もされないため、イヌリンクリアランスを求めることにより糸球体濾過量を測定することが可能である。"糸球体濾過量×血漿イヌリン濃度＝尿量×尿中イヌリン濃度"の関係が成立するため、イヌリンクリアランスは"(尿量×尿中イヌリン濃度)/血漿イヌリン濃度"となり、この計算結果から糸球体濾過量がわかる。

2) イヌリンは糸球体で濾過され、尿細管で再吸収も分泌もされない。イヌリンクリアランスは"(尿量×尿中イヌリン濃度)/血漿イヌリン濃度"で計算される。血漿濃度が2倍であっても、糸球体濾過液中の濃度も2倍になるため両者の比は変化しない。クリアランス値に影響を与えないため、計算結果をそのまま用いることが可能である。

正解 1)-B、2)-E

●尿細管での分泌・再吸収・濃縮

問題 289 難易度 | ★★☆

パラアミノ馬尿酸の血漿濃度と腎からの排泄量の関係を示す図として適当なのはどれか。

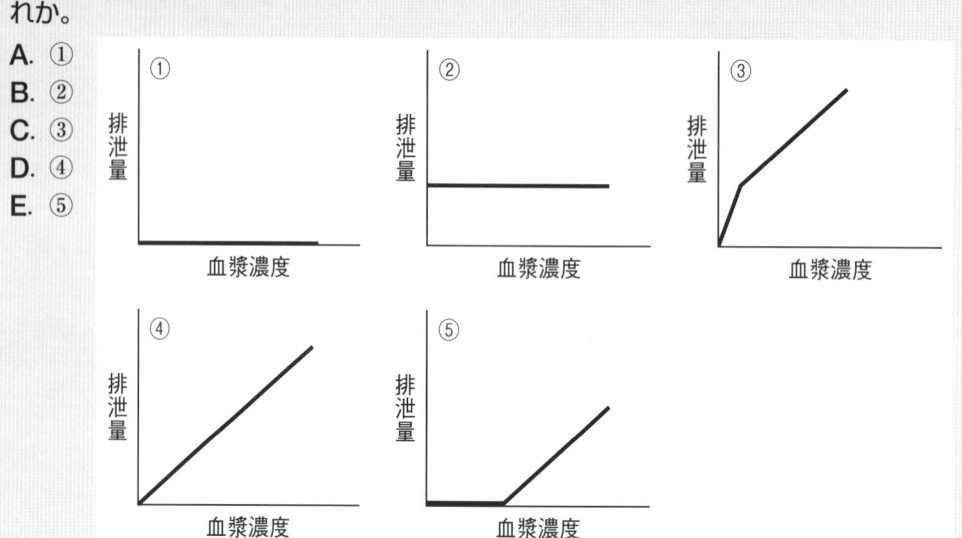

A. ①
B. ②
C. ③
D. ④
E. ⑤

解説 イヌリンは糸球体で濾過されるが尿細管で再吸収も分泌もされない（図④）。一方、パラアミノ馬尿酸は糸球体で濾過され尿細管で分泌される（図③）。このため、パラアミノ馬尿酸の排泄量は糸球体濾過量と尿細管分泌量の合計となり、イヌリンよりも傾きが大きい。しかし、尿細管でのパラアミノ馬尿酸分泌には限界があるため、ある血漿濃度以上では尿細管での分泌量は一定になる（最大分泌量）。その結果、パラアミノ馬尿酸の排泄量の変化は糸球体濾過量のみに依存することになり、ある血漿濃度以上では傾きはイヌリンと同じになる。

正解 ▶ C

問題 290 難易度 | ★☆☆

パラアミノ馬尿酸クリアランスについて正しいのはどれか。

A. 約 120 mL/分である。
B. 腎血漿流量の指標となる。
C. 年齢に関係なくほぼ一定である。
D. パラアミノ馬尿酸の血中濃度により影響を受けない。
E. 腎を通過するパラアミノ馬尿酸のすべてが尿に移行する。

解説 腎血流量とパラアミノ馬尿酸のクリアランスの関係を問う。基準値は成人で約 700 mL/分であるが、新生児では 100 mL/分である。血中濃度が高くなると排泄に限界があるのでクリアランスは低くなる。パラアミノ馬尿酸は 1 回の腎循環で約 90% 除去される。

正解 ▶ B

問題 291

難易度 | ★★☆

パラアミノ馬尿酸（PAH）の血中濃度が 0.02 mg/mL、尿中 PAH 濃度が 14.4 mg/mL、尿量が 60 mL/時のとき、腎血流量はどれか。ヘマトクリット値は 40% である。

A. 720 mL/分
B. 800 mL/分
C. 1,200 mL/分
D. 1,333 mL/分
E. 1,800 mL/分

解説 腎血漿流量を求めた後、ヘマトクリット値を用いて腎血流量を計算する。パラアミノ馬尿酸は 1 回の腎循環で約 90% 除去される点に注意する。(14.4/0.02)×(60/60)＝720 mL/分、720/0.9＝800 mL/分、腎血流量は、800/(1−0.4)＝1,333 mL/分。

正解 ▶ D

問題 292

難易度 | ★★☆

尿細管のグルコース輸送量と血中グルコース濃度を示す。誤っているのはどれか。

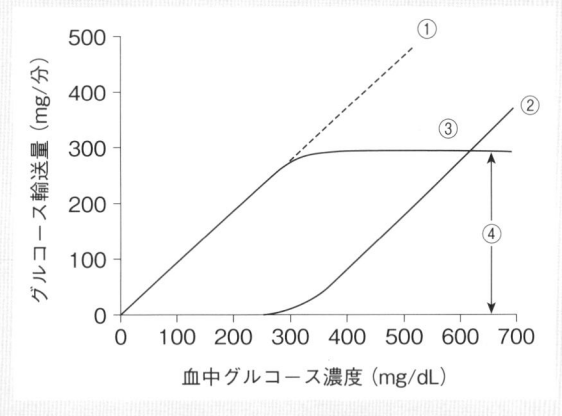

A. 糸球体濾液中のグルコース量を表しているのは線①である。
B. 再吸収されたグルコースは線②で表されている。
C. ネフロンの機能の差から線③は丸みをもって曲がっている。
D. グルコースの最大吸収量は④で表されている。
E. グルコースに対する腎閾値は 250 mg/dL である。

解説 グルコースの再吸収メカニズムについて問う。線②で表されているのは、尿中へ排泄されたグルコースである。最吸収されたグルコース量は③であるが閾値があり、それ以上は再吸収されないため尿中にグルコースが出現する。

正解 ▶ B

問題 293

難易度 ★★★

図は尿細管各部位（横軸）での糸球体濾液の浸透圧濃度変化（縦軸）と流量の変化を示したものである。正しいのはどれか。

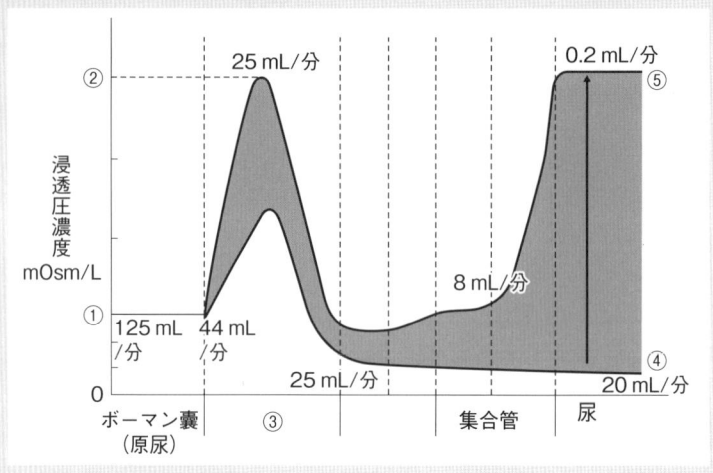

A. ①の値は 500 mOsm/L である。
B. ②の値は 1,200 mOsm/L である。
C. ③は近位尿細管を示す。
D. 曲線④はバソプレシンが高値のときの変化である。
E. 曲線⑤はアルドステロンが高値のときの変化である。

解説 尿細管各部位での浸透圧濃度の変化を理解し、変化が生じるメカニズムを理解しているかを問う問題である。糸球体から濾過された直後の原尿の浸透圧濃度は血漿とほぼ同じで、約 300 mOsm/L である（①）。ヘンレのループの髄質部（③）ではその周囲の組織間液の浸透圧濃度が 1,200 mOsm/L と高くなっているので、同程度の浸透圧濃度を示す。遠位尿細管ではいったん浸透圧濃度は低下するが、集合管でバソプレシン（抗利尿ホルモン、ADH）の作用を受けると水は再吸収されて、浸透圧濃度は上昇する。したがって曲線⑤はバソプレシンが十分に作用した場合で、曲線④はバソプレシンがほとんど作用しない場合の変化を示す。

正解 ▶ B

問題 294

難易度 ★☆☆

ヘンレのループ下行脚と上行脚における Na^+ と水の吸収について、正しい組み合わせはどれか。

A. 水（下行脚）　　　　　　　　Na^+（上行脚）
B. 水（下行脚）　　　　　　　　Na^+ と水（上行脚）
C. Na^+（下行脚）　　　　　　水（上行脚）
D. Na^+（下行脚）　　　　　　Na^+ と水（上行脚）
E. Na^+ と水（下行脚）　　　　Na^+（上行脚）

解説 ヘンレループの下行脚の尿細管細胞の管腔側にはアクアポリン -1 が、上行脚の尿細管細胞の管腔側には Na^+-K^+-$2Cl^-$ 共輸送体が、間質側には Na^+-K^+ ATPase が存在している。これらの膜タンパク質の働きと対向流系機序により、髄質における高浸透圧が形成さ

れる。腎皮質では Na⁺ 吸収と水吸収が同一部位の尿細管細胞で行われているのに対して、髄質では水吸収と Na⁺ 吸収が異なる部位（下行脚と上行脚）で行われていることに注目すべきである。

正解 ▶ A

問題 295 難易度 | ★★★

尿細管疾患と障害をきたす膜タンパク質との関係について正しいのはどれか。

A. Bartter（バーター）症候群————ヘンレループ上行脚の Na⁺-K⁺-2Cl⁻ 共輸送体の機能亢進
B. Fanconi（ファンコニー）症候群————近位尿細管での Na⁺-K⁺-ATPase の活性亢進
C. Gitelman（ギテルマン）症候群————遠位尿細管の Na⁺-Cl⁻ 共輸送体の機能亢進
D. Liddle（リドル）症候群————集合管の上皮型 Na⁺ チャネル（ENaC）の機能亢進
E. 腎性尿崩症————集合管のバソプレシン 2 型受容体の機能亢進

解説 選択肢は主要な尿細管疾患である。Liddle 症候群では上皮型 Na⁺ チャネル（ENaC）の機能が亢進する。その結果、原尿からの Na⁺ の吸収とそれに伴う水の再吸収が亢進して循環血液量が増えて高血圧となる。このためレニン・アンジオテンシン・アルドステロン系は抑制される。また原尿からの Na⁺ の吸収が促進する結果、K⁺ の排泄が増加して低 K⁺ 血症となる。尿細管疾患については、原尿からの Na⁺ 吸収とそれに伴う水の再吸収を起点として、これが尿量、循環血液量、血圧、レニン・アンジオテンシン・アルドステロン系、K⁺ 排泄に及ぼす影響を理解しておく必要がある。

正解 ▶ D

● 腎に作用するホルモン・血管作働物質

問題 296 難易度 | ★★☆

図は K⁺ 摂取量（横軸）と血漿 K⁺ 濃度の変化（縦軸）を示している。正常時は実線で、ある物質が欠落すると点線のようになった。欠落した物質はどれか。

A. アルドステロン
B. エストラジオール
C. エリスロポエチン
D. オキシトシン
E. テストステロン

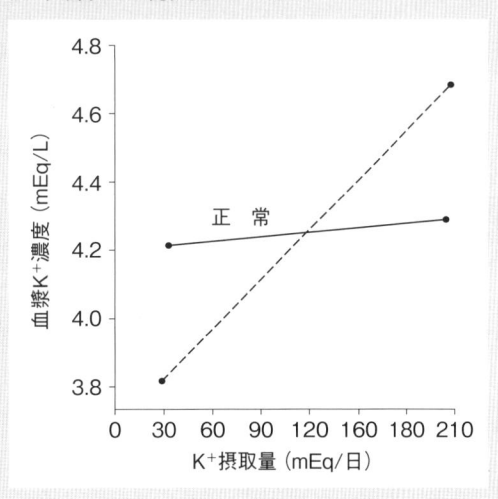

解説▷ 血漿 K⁺ 値の制御メカニズムを問う問題である。正常時血漿 K⁺ 値を一定に制御しているのは副腎皮質から分泌されるアルドステロンで、血漿 K⁺ 値が増加すると尿細管からの K⁺ の分泌を促進して、血漿中 K⁺ 濃度を一定にしている。

正解▷ A

問題 297

難易度 | ★☆☆

低塩分食、正常塩分食、および高塩分食を 1 ヵ月間摂取した後の健常成人の血漿 Na⁺ 濃度ならびに尿中 Na⁺ 濃度を図に示す。同時に測定した各種ホルモンの血中濃度について正しいのはどれか。

A. 低塩分食では血中レニン濃度は減少する。
B. 低塩分食では血中アンジオテンシン II 濃度は増加する。
C. 低塩分食では血中ナトリウム利尿ペプチド濃度は増加する。
D. 高塩分食では血中バソプレシン濃度は増加する。
E. 高塩分食では血中アルドステロン濃度は増加する。

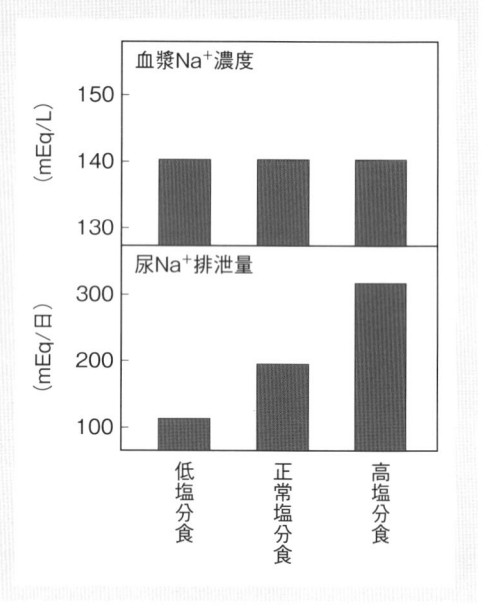

解説▷ 血中ナトリウム調節機構を問う問題である。慢性的な Na⁺ 不足に対応し、レニン・アンジオテンシン・アルドステロン（RAA）系は亢進し、腎における Na⁺ 再吸収が亢進するため、尿中 Na⁺ 排泄量が減る。循環血漿量減少に伴い心負荷が低下するためナトリウム利尿ペプチド分泌は減少する。逆に慢性的な Na⁺ 過剰に伴う心負荷増加でナトリウム利尿ペプチドは増加、RAA 系は抑制される。これらの調節により血中 Na⁺ 濃度は維持されているのでバソプレシン分泌量は正常である。

正解▷ B

問題 298

難易度 | ★☆☆

バソプレシン分泌について正しいのはどれか。

A. 血圧低下により抑制される。
B. アルコール摂取で抑制される。
C. アルドステロンにより促進される。
D. 血漿浸透圧上昇により抑制される。
E. 細胞外液量増加により促進される。

解説▷ バソプレシンニューロンは、浸透圧受容器と圧受容器の二重支配を受け、細胞外液（ECF）

の浸透圧を維持すると同時に、ECF の量も維持している。脳室周囲器官に存在する浸透圧受容器はナトリウム濃度を感知し、視床下部にあるバソプレシンニューロンを調節する。出血などによる ECF の減少は、心拍出量低下として大動脈弓などに存在する圧受容器で感知され、迷走神経心臓枝などを経由して循環調節中枢である孤束核を介してバソプレシン分泌を促す。ECF 低下時に増加するアンジオテンシンⅡは、口渇中枢を強く刺激すると同時にバソプレシン分泌を促す。アルドステロンは直接バソプレシン刺激することはない。バソプレシン分泌はアルコール摂取および寒冷時に低下するため尿量が増える。

正解 ▶ B

問題 299 難易度 | ★☆☆

レニン分泌調節を促進するのはどれか。

A. 副交感神経刺激
B. 糸球体内圧の減少
C. アンジオテンシンⅡの増加
D. 心房性ナトリウム利尿ペプチドの増加
E. 緻密斑（マクラデンサ）における Cl^- の上昇

解説 ▶ レニン・アンジオテンシン・アルドステロン系は、ナトリウムを保持することにより細胞外液の量を一定量に調節する。調節の要は糸球体輸入細動脈周囲に存在する傍糸球体（JG）細胞であり、レニン分泌量は JG 細胞にかかる圧力に逆相関する。また、交感神経は β アドレナリン受容体を介してレニン分泌を促進し、副交感神経はアセチルコリン受容体を介してレニン分泌を抑制する。アンジオテンシンⅡは JG 細胞内 Ca^{2+} を上昇させることによりレニン分泌をフィードバック抑制する。心房性ナトリウム利尿ペプチドは細胞内 cGMP を増加させることによりレニン分泌を抑制する。緻密斑（マクラデンサ）細胞が Cl^- 上昇を感知した場合はレニン分泌を抑制する。これはネフロンの過負荷を防ぐ仕組みであり、尿細管糸球体フィードバックと呼ばれる。

正解 ▶ B

問題 300 難易度 | ★☆☆

アルドステロンの作用部位はどれか。

A. 糸球体
B. 近位尿細管
C. ヘンレループの下行脚
D. ヘンレループの上行脚
E. 遠位尿細管

解説 ▶ アルドステロンは腎臓の遠位尿細管～集合管に作用する。Na^+ の再吸収、K^+ の分泌、H^+ の分泌などが主な作用である。アルドステロンの分泌が異常に亢進した病態である原発性アルドステロン症では、高血圧、低カリウム血症、代謝性アルカローシスを呈する。

正解 ▶ E

問題 301 　難易度 ★★☆

1時間以内に自由水クリアランスが増加するのはどれか。

A. 喫煙した。
B. 血圧が低下した。
C. 運動して汗を1L出した。
D. 5%グルコース液を1L飲んだ
E. 全血液量の10%以上を出血した。

解説 バソプレシンの血中濃度が低下したか、尿細管集合管の水の再吸収能が低下すると、自由水クリアランスが増加する。血圧の低下、脱血、喫煙、脱水はいずれもバソプレシン分泌を増加させる刺激である。これに対し、飲水はバソプレシン分泌を低下させる。グルコース液もグルコースは速やかに細胞内に取り込まれるので血液の浸透圧が低下し、バソプレシン分泌が低下する。生理食塩水の飲水の場合、多量でないかぎりはバソプレシン分泌は急性には変化しない。

正解 ▶ D

●蓄・排尿の機序

問題 302 　難易度 ★★☆

排尿に際して興奮性が亢進する神経はどれか。

A. 陰部神経
B. 下腹神経
C. 骨盤神経
D. 内臓神経
E. 迷走神経

解説 排尿反射のメカニズムを理解しているかを問う問題である。膀胱内の尿量がある程度（成人で400〜500 mL）に達すると膀胱内圧が急激に上昇し、排尿反射が出現する。骨盤神経の興奮性が促進して膀胱は収縮し、下腹神経の興奮性が抑制されて内尿道括約筋は弛緩し、陰部神経の興奮性が抑制され外尿道括約筋は弛緩する。そして膀胱内の尿が排尿される。

正解 ▶ C

問題 303 　難易度 ★★☆

12歳の男児。夜尿症が治らないため外来を受診した。出生時よりトイレが近く30分〜1時間おきに排尿している。また、常に口喝を訴え、1日3L以上の水分を摂取している。血液検査の結果、血漿浸透圧濃度は298 mOsm/L（正常275〜290 mOsm/L）、尿浸透圧濃度80 mOsm/Lだった。2時間の飲水制限後の血漿浸透圧濃度は354 mOsm/Lとなったが、尿浸透圧濃度は変化しなかった。この患者で生じている可能性が高いのはどれか。

A. 膀胱内圧の過度上昇
B. 排尿中枢の活動性亢進
C. 腎集合管水分再吸収の低下
D. 血中バソプレシン濃度の上昇
E. 視床下部浸透圧受容器の感度低下

解説 体液浸透圧濃度と口喝から、体液浸透圧上昇は正常に感知していることが考えられる。また、水制限試験により尿浸透圧が上昇しなかったことから、尿の濃縮障害が考えられる。体液浸透圧変化に伴う尿濃縮は集合管における水分再吸収により行われ、バソプレシン（ADH）が調節する。本症例の尿意は多尿による膀胱にたまった尿による膀胱壁伸展を知覚神経が感知して生じている生理的反応の可能性が高い。また、膀胱内圧も生理的変化を示している可能性が高い。以上から本症例ではバソプレシン分泌低下、もしくは腎における作用低下により集合管の水分再吸収の低下が生じている可能性が高く、尿崩症と考えられる。バソプレシン分泌低下で生じている場合を下垂体性尿崩症、バソプレシン作用低下で生じている場合を腎性尿崩症と呼ぶ。

正解 ▶ C

9 生殖機能系

● 生殖腺の発生・性分化

問題 304 難易度 ★★☆

16歳の女性。月経が発来しないため来院した。体型は成人女性型で外生殖器も女性型であり、乳房も発達しているが、恥毛と腋毛を欠く。染色体を調べたところ、性染色体がXYであった。考えられるのはどれか。

A. 精巣決定因子欠損
B. 生殖腺原基形成異常
C. アンドロゲン受容体欠損
D. 芳香化酵素（アロマターゼ）欠損
E. 5α還元酵素（レダクターゼ）欠損

解説 アンドロゲン不応症（精巣女性化症候群とも呼ばれる）の症例。性染色体上は男性だが、外生殖器が女性型で恥毛と腋毛を欠くことから、アンドロゲン作用の欠如が考えられる。成人女性型体型と乳房を発達させたエストロゲンは、アンドロゲンから芳香化酵素により転換されたものであり、血中アンドロゲン濃度は高い。したがってアンドロゲン作用の欠如はアンドロゲン受容体の欠損による。5α還元酵素欠損の場合、ジヒドロテストステロンのみの欠損のため、外生殖器は女性型のように形成されることはあるが、精巣は残っているため、テストステロンは分泌されるので第二次性徴後は男性型の体形となる。

正解 ▶ C

● 男性生殖器の発育過程

問題 305 難易度 ★★☆

思春期の男子に生じる男性形質発現（陰毛、腋毛、精通、ヒゲ、変声期終了）の平均年齢を図で示す。精通はどれか。

A. ①
B. ②
C. ③
D. ④
E. ⑤

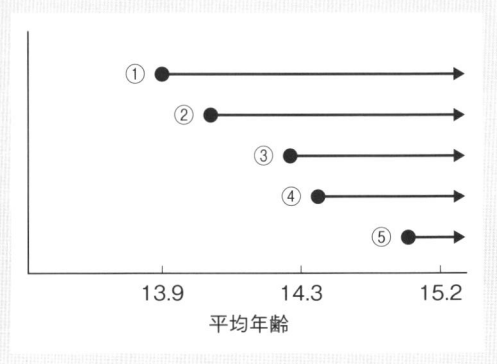

（図：平均年齢 13.9、14.3、15.2 に①〜⑤の開始時点を示すグラフ）

解説 上から順に①精通、②陰毛、③腋毛、④ヒゲ、⑤変声期終了の順である。思春期は下垂体のゴナドトローフ（ゴナドトロピン分泌細胞）のゴナドトロピン分泌放出ホルモン GnRH 感受性増加による LH および FSH 分泌上昇に伴う男性ホルモン（テストステロン）分泌増加から開始し、まず精巣の成熟が生じる。

正解 ▶ A

● 男性生殖器の形態と機能

問題 306 難易度 | ★★☆

男性生殖器と精路を図で示す。
精子のエネルギー源となる果糖（フルクトース）を分泌するのはどこか。

A.（ア）
B.（イ）
C.（ウ）
D.（エ）
E.（オ）

解説 精子は精巣（オ）の精細管で作られるが運動能力をもたない。この精子が受動的に精巣上体（エ）内の精巣上体管を通過する間に成熟し、運動性能と受精能をもつようになる。精管を移動した精子は、精管膨大部（イ）に至り、精嚢（ア）からの分泌液と出会う。この分泌液には果糖（フルクトース）が多く含まれ、受精の際の精子運動エネルギー源として使われる。

正解 ▶ A

● 精子の構造と精子形成

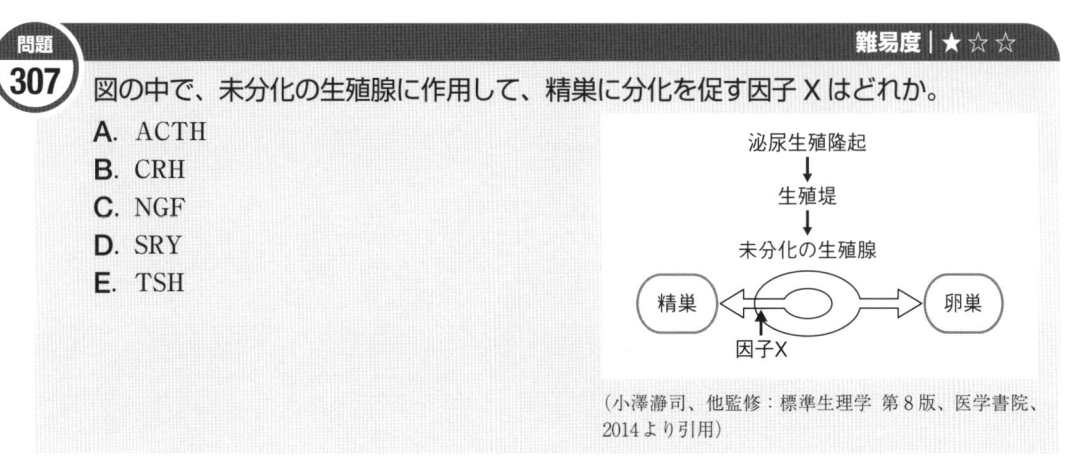

問題 307 難易度 | ★☆☆

図の中で、未分化の生殖腺に作用して、精巣に分化を促す因子 X はどれか。

A. ACTH
B. CRH
C. NGF
D. SRY
E. TSH

泌尿生殖隆起
↓
生殖堤
↓
未分化の生殖腺
精巣 ← ○ → 卵巣
　　　↑
　　因子X

（小澤瀞司、他監修：標準生理学 第8版、医学書院、2014 より引用）

B 人体各器官の正常構造と機能

解説 精巣の器官形成を決定する遺伝子精巣決定因子は、Y染色体に位置しており、sex-determining region Y (SRY) と呼ばれている。SRY遺伝子は、転写因子の high-mobility group (HMG) スーパーファミリーに所属する。

正解 ▶ D

● 陰茎の構造と勃起・射精

問題 308　難易度 ★★☆

精子運動能および受精能の至適 pH は約 6.5 である。一方、腟内 pH は 3.5〜4.0 に保たれている。精液の pH はどの範囲にあるか。

A. 1.0〜2.0
B. 3.0〜4.0
C. 5.0〜6.0
D. 7.0〜8.0
E. 9.0〜10.0

解説 精液中の精子は 10% で、残りは精液血漿である。精液血漿のうち約 78%（全精液容量の約 70%）が精嚢から分泌され、残りが前立腺、精巣上体および尿道球腺からの分泌される。精巣上体内では精液は約 7.0 だが、アルカリ性の精嚢液が加わることで、最終的には精液の pH は 7.3〜7.7 となる。射精後、pH が 3.5〜4.0 の腟内を経る間に精液の pH は酸性側に移行し、精子の運動能および受精能の至適 pH に近づく。

正解 ▶ D

● 女性生殖器の形態と機能

問題 309　難易度 ★★★

24 歳の女性。無月経を主訴に来院した。初経は 11 歳。月経周期は正常であったが 5 ヵ月前より無月経である。妊娠反応は陰性だが、乳房を搾ると数滴乳汁が出た。視野検査で両耳側半盲を認めた。TRH 負荷前後の血中プロラクチン濃度に変化はなかった。患者の症状緩和に効果が認められるのはどれか。

A. hCG
B. TSH
C. サイロキシン
D. エストロゲン製剤
E. ドーパミン作動薬

解説 無月経の疾患は多いが、乳汁漏出、両側性耳側半盲、さらに TRH 負荷試験で低反応であれば鞍上部伸展を伴うプロラクチノーマである可能性が高い。麦角誘導体のドーパミン作動薬（ブロモクリプチン）は下垂体でドーパミンの作用を増強してプロラクチン分泌を特異的かつ長期的に抑制する。

正解 ▶ E

● 性周期発現と排卵の機序

問題 310 　難易度 ★★☆

女性の排卵後に黄体細胞からプロゲステロン分泌が促進される理由はどれか。

A. LH 受容体の発現
B. エストロゲンの分泌低下
C. アロマターゼ活性の上昇
D. 下垂体からの FSH 分泌の上昇
E. 内卵胞膜細胞からのアンドロステンジオンの移動

解説 排卵後、LH 受容体は黄体細胞（顆粒層黄体細胞）にも発現する。LH により cAMP 産生が刺激されると、cAMP はコレステロールの生成とコレステロールからプレグネノロンへの変換を促進することによってプロゲステロン合成を促す。したがって、黄体細胞からはエストロゲン（エストラジオール）に加えてプロゲステロンの合成と分泌が促進される。

正解 ▶ A

問題 311 　難易度 ★★☆

性周期における 3 種類の血中ホルモン濃度の変動を示す。正しいのはどれか。

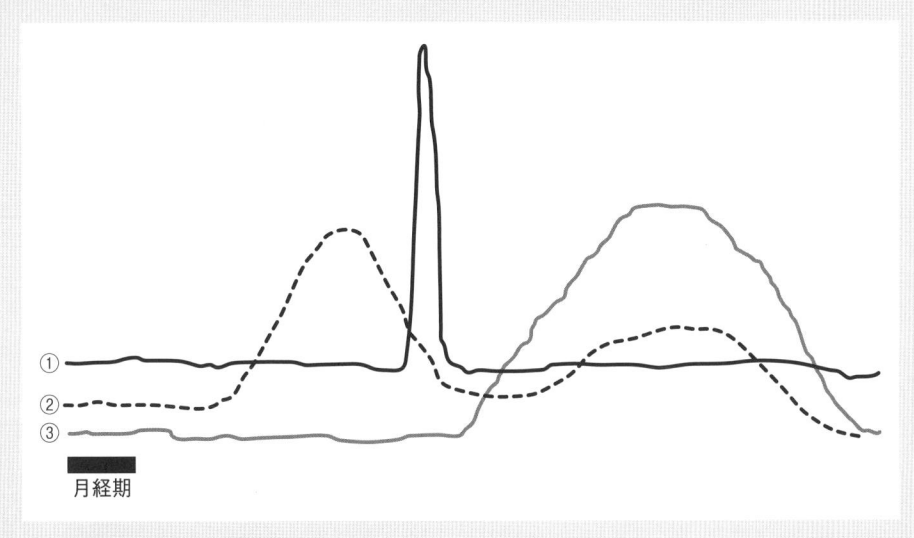

A. ①は排卵直後に一過性に大量分泌される。
B. ①は③の合成を刺激する。
C. ②は基礎体温を上昇させる。
D. ③の分泌上昇は②の正のフィードバックによる。
E. ③は子宮内膜を増殖させる。

解説 性周期で一過性の大量分泌（サージ）があるのは LH で、LH サージはエストロゲン（エストラジオール）の正のフィードバックにより誘起され排卵のトリガーになる。プロゲステロンは排卵前の卵胞期の血中濃度は低値だが排卵後の黄体期で高値を示す。したがって、①は LH、②はエストロゲン、③はプロゲステロンである。排卵後の基礎体温を上昇させるのはプロゲステロン、子宮内膜の増殖はエストロゲンの役割である。

正解 ▶ B

B 人体各器官の正常構造と機能

問題 312 難易度 | ★ ☆ ☆

25歳の女性。5年前から月経時に強い生理痛が出現し、年々痛みが増すので外来受診した。誘引と考えられるホルモンはどれか。

A. アンドロゲン
B. エストロゲン
C. オキシトシン
D. サイロキシン
E. プロラクチン

解説 まず、子宮内膜症を考える必要がある。そうすると、正常な性周期がどうやって回帰されているのか、知っておく必要がある。エストロゲン（エストラジオール）の増加によって子宮内膜が肥厚し、プロゲステロンの作用により分泌腺が発達し、これらのホルモンが低下することにより、いわゆる消退出血を起こす。粘膜下子宮筋腫でも消退出血により同様の症状を生じることがある。

正解 ▶ B

10 妊娠と分娩

問題 313 難易度 ★☆☆

正常妊娠中の母体で上昇するのはどれか。
A. 血液の粘性
B. 全身血管抵抗
C. ヘマトクリット
D. インスリン感受性
E. 凝固因子の血中濃度

解説 妊娠中の血漿量は 40〜50% 増加するが赤血球は 25〜35% の増産にすぎない。そのためヘマトクリットは減少し血液の粘性も減少する。全身血管抵抗は胎盤胎児部の母体抵抗血管の侵食により低下する。また妊娠中は高血糖維持のためインスリン抵抗性が増大する。つまり感受性は減少する。分娩時の止血のため線溶系は抑制され凝固系に傾く。

正解 ▶ E

問題 314 難易度 ★☆☆

胎盤について正しいのはどれか。
A. 妊娠期における造血器官である。
B. 胎盤で母体血と胎児血が混ざる。
C. 妊娠 3ヵ月程度で主作用が始動する。
D. ステロイドホルモンのみ合成・分泌する。
E. 胎盤由来ホルモンは母体にのみ作用する。

解説 胎盤で造血が行われたり、母体血と胎児血が混ざることはない。胎盤はエストロゲンとプロゲステロンのステロイドホルモンの他に、ヒト絨毛性ゴナドトロピン（hCG）やヒト絨毛性ソマトマンモトロピン（hCS、胎盤性ラクトーゲン；hPL）のペプチドホルモンも合成・分泌する。

正解 ▶ C

問題 315 難易度 ★☆☆

胎盤の由来は次のどれか。
A. 父 親
B. 母 親
C. 胎 児
D. 父親と母親
E. 母親と胎児

B 人体各器官の正常構造と機能

解説 受精卵が子宮内膜に着床すると、受精卵の周囲には子宮内膜（つまり母親由来）が特殊に変化した脱落膜と呼ばれる組織が胎盤を形成する。胎盤は、母親由来の基底側脱落膜と胎児由来の絨毛膜毛部から構成されている。

正解 ▶ E

問題 316　難易度｜★★★

受精時、卵母細胞では、あるイオン濃度が上昇し透明帯の硬化が起こる。図の点線で囲まれたあるイオンとはなにか。

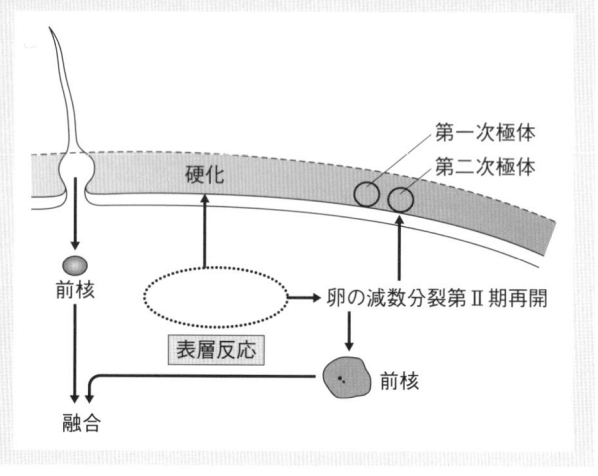

A. Ca^{2+}
B. Fe^{2+}
C. K^+
D. Mg^{2+}
E. Na^+

解説 精子は、卵母細胞を取り囲む透明帯に接着し精子に先体反応が引き起こされる。卵母細胞では表層反応が起こり、細胞内 Ca^{2+} 濃度が上昇し、透明帯が硬くなる。また、卵母細胞は第二次減数分裂を再開し、女性前核となる。精子の核は男性前核となり、融合し、接合体となる。

正解 ▶ A

11 乳房

● 乳房の構造と機能

問題 317 難易度 | ★★☆

母乳中の主な電解質濃度と新生児の電解質一日摂取基準（2014年）を示す。授乳中の女性が最も注意して摂取する必要があるのはどれか。

A. Ca^{2+}
D. Cl^-
E. Fe^{2+}
C. K^+
B. Na^+

成分	母乳中濃度 (mg/dL)	摂取基準 (mg/日)
ナトリウム	15	100
塩素	39	200
鉄	0.1	0.5
カルシウム	27	200
マグネシウム	40	20

解説 体重5〜6kgの乳児が一日に飲む乳汁量は約750mLである。摂取基準から考えると、母乳中カルシウム濃度はほぼ摂取基準どおりで、他の物質は少し余裕がある。したがって、不足をきたしやすい。母体の正常必要量は約800 mg/日で摂取した1/4が母乳に移行する。母体が十分なカルシウムを摂取することが重要である。

正解 ▶ A

● 乳汁分泌に関するホルモン

問題 318 難易度 | ★☆☆

29歳の女性。結婚して5年になるが避妊をしていないのに妊娠しない。最近、乳房から乳白色の分泌物があると来院。高値を示すと考えられるホルモンはどれか。

A. アルドステロン
B. ガストリン
C. バソプレシン
D. プロラクチン
E. レニン

解説 プロラクチンの生理作用とその分泌調節は、薬の副作用とも関連するので知っておく必要がある。プロラクチンの生理作用は、乳腺の発育、乳汁分泌、などがあり、性腺機能（GnRH）の抑制も考えておく必要がある。

正解 ▶ D

12 内分泌・栄養・代謝系

●ホルモンの分類・作用機序

問題 319 難易度 | ★ ☆ ☆

図はあるホルモンの構造を示している。ホルモンはどれか。

A. アドレナリン
B. インスリン
C. エストロゲン
D. 甲状腺ホルモン
E. コルチゾール

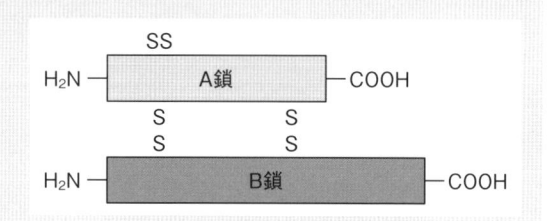

```
                SS
H₂N ─┤   A鎖   ├─ COOH
        S       S
        S       S
H₂N ─┤   B鎖        ├─ COOH
```

解説 ホルモンの基本構造の特徴を理解しているかどうかを問う問題。ホルモンは、その構造から単純タンパクホルモン（インスリンなど）、糖タンパクホルモン（ゴナドトロピンなど）、単鎖ペプチドホルモン（バソプレシンなど）、アミノ酸誘導体ホルモン（カテコールアミン（カテコール核をもつ）、甲状腺ホルモン、メラトニン）、ステロイド核をもつステロイドホルモン（副腎皮質ホルモン（コルチゾールなど）、性腺ホルモン（エストロゲンなど））に分類される。

正解 ▶ B

●ホルモン分泌の調節機構

問題 320 難易度 | ★ ☆ ☆

ホルモン分泌の調節について正しいのはどれか。

A. 血糖が低下すると成長ホルモン分泌が抑制される。
B. ACTHが分泌されるとコルチゾール分泌が抑制される。
C. 副交感神経が亢進するとアドレナリン分泌が促進される。
D. ドーパミン受容体が遮断されるとプロラクチン分泌が促進される。
E. 血漿カルシウム濃度が低下するとカルシトニン分泌が促進される。

解説 ホルモン分泌を調節する因子について理解しているかどうかを問う基本的問題。ストレス時の交感神経の亢進による副腎髄質からのアドレナリン分泌、低血糖時に血糖値を増加させる作用のある成長ホルモンの分泌促進、血漿カルシウム濃度が上昇すると甲状腺C細胞からカルシトニンが分泌促進、下垂体前葉からACTHが分泌されると副腎皮質から副腎皮質ホルモン（コルチゾール）が分泌される。下垂体前葉から分泌されるプロラクチンは、常にドーパミンにより抑制されており、その抑制が遮断されると大量のプロラクチンが分泌される。D2受容体遮断薬の副作用として高プロラクチン血症が知られている。

正解 ▶ D

問題 321

難易度 | ★ ☆ ☆

正のフィードバックが働いているのはどれか。

A. 血糖によるインスリン放出
B. 分娩時のオキシトシン放出
C. コルチゾールによる ACTH 放出への作用
D. 男性のテストステロンの LH 放出に対する作用
E. 黄体期のエストロゲンの FSH 放出に対する作用

解説 高血糖はインスリンを放出させ、インスリンは血糖値を低下させるという負のフィードバック系を構成する。オキシトシンは子宮収縮をもたらし、子宮収縮がさらにオキシトシン放出を亢進させるという正のフィードバックを構成する。ACTH はコルチゾール放出を増加させ、コルチゾールは ACTH 放出を低下させるという負のフィードバック系を構成する。LH はテストステロンを放出させ、テストステロンは LH 放出を抑制するという負のフィードバック系を構成する。排卵期のエストロゲン（エストラジオール）は GnRH サージを誘発させ、GnRH は LH、FSH を介してエストロゲンを放出させるという正のフィードバックを構成する。排卵期以外はエストロゲンは負のフィードバックを構成する。

正解 B

問題 322

難易度 | ★ ★ ☆

あるホルモンについて説明している文章である。正しいのはどれか。

A. 血糖値が上昇すると膵島から分泌され一部は腸管にも分泌される。
B. 血漿カルシウムイオン濃度低下を感知して甲状腺 C 細胞から分泌される。
C. 血漿浸透圧の上昇により下垂体後葉から分泌され近位尿細管に作用する。
D. 網膜からの光刺激により松果体から分泌され昼間により多く分泌される。
E. アンジオテンシン II により分泌刺激され遠位尿細管の Na^+ 再吸収を促進する。

解説 A はインスリン。腸管には分泌されない。B は PTH。副甲状腺主細胞から分泌される。C は ADH。集合管に作用する。D はメラトニン。光刺激は分泌抑制、夜間により多く分泌される。E はアルドステロン。

正解 E

問題 323

難易度 | ★ ☆ ☆

視床下部‒下垂体系のフィードバック制御の概略図を示す。

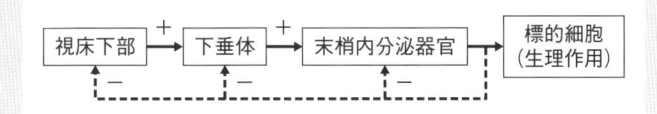

視床下部 →(+) 下垂体 → 末梢内分泌器官 → 標的細胞（生理作用）

このシステムとは**異なる**機序で制御されているのはどれか。

A. 甲状腺――――――サイロキシン
B. 精　巣――――――テストステロン
C. 副腎髄質――――――アドレナリン
D. 副腎皮質――――――コルチゾール
E. 卵　巣――――――エストラジオール

解説 ホルモン分泌の調節機構に関する問題。副腎髄質からのカテコールアミン（アドレナリン、ノルアドレナリン）分泌は、交感神経節前ニューロンからのアセチルコリン放出による。甲状腺、性腺（精巣、卵巣）、副腎皮質からのホルモン放出は視床下部－下垂体系のフィードバック制御による。

正解 ▶ C

問題 324　難易度｜★☆☆

視床下部－下垂体系のフィードバック制御の概略図を示す。

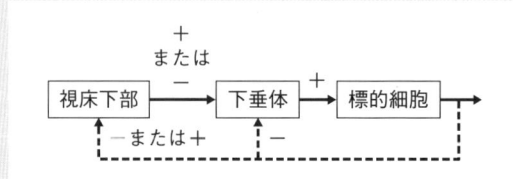

```
          +
         または
          -
   ┌─────┐    ┌─────┐  +   ┌─────┐
   │視床下部│───→│下垂体│─────→│標的細胞│──→
   └─────┘    └─────┘      └─────┘
         ←──────      ←──────
          -または+         -
```

この制御系において視床下部から主に抑制系の制御を受けるのはどれか。

A. GH
B. LH
C. TSH
D. ACTH
E. プロラクチン

解説 視床下部ホルモンと下垂体前葉ホルモンに関する問題。視床下部からは下垂体前葉に対して放出ホルモンと抑制ホルモンが分泌される。GH は促進系（GHRH）と抑制系（ソマトスタチン）、LH（GnRH）、TSH（TRH）および ACTH（CRH）は主に促進系の制御を受ける。一方プロラクチンは主にドーパミンによる抑制系の制御を受ける。ソマトスタチンによる TSH 分泌抑制や、TRH によるプロラクチン分泌促進は生理的濃度では生じない。

正解 ▶ E

問題 325　難易度｜★★☆

ホルモンに関係する疾患と症状の説明で正しいのはどれか。

A. Addison（アジソン）病――――粘膜色素沈着、中心性肥満
B. Basedow（バセドウ）病――――動悸、発汗、体重減少
C. Cretin（クレチン）病――――低身長、脳発達遅延、発熱
D. Cushing（クッシング）症候群――高血圧、高血糖、るいそう
E. 先端巨大症――――軟部組織肥厚、高血糖、骨端軟骨増殖

解説 アジソン病は機能低下で、粘膜色素沈着やるいそう（やせ）が生じる。バセドウ病は甲状腺機能亢進症で基礎代謝が亢進し、上記症状が出現する。クレチン病は先天性甲状腺機能低下症で成長障害、脳発達遅延、および代謝低下を生じるため、むしろ低体温となる。クッシング症候群は副腎機能亢進で、高血圧、高血糖、中心性肥満が生じる。先端巨大症は骨端線閉鎖以降の成長ホルモン過剰により生じ、軟部組織肥厚や高血糖は生じるが、骨端線は閉鎖しており骨端軟骨の増殖は生じない。ホルモンの生理作用から過剰・欠乏の症状を推測することが重要。

正解 ▶ B

● 視床下部・下垂体

問題 326
難易度 | ★☆☆

刺激と視床下部ホルモンの産生・分泌の組み合わせで正しいのはどれか。
A. 飲　水————————————バソプレシン増加
B. 寒冷刺激——————————TRH 減少
C. デキサメタゾン投与————CRH 増加
D. 乳頭刺激——————————オキシトシン増加
E. レプチン欠損————————ニューロペプチド Y 減少

解説 視床下部ホルモンの産生・分泌調節について理解しているかどうかを問う基本的問題。飲水により浸透圧は低下しバソプレシン分泌は抑制される。寒冷刺激による熱産生のために TRH-TSH-甲状腺系が活性化する。CRH は合成副腎皮質ホルモン（デキサメタゾン）によってネガティブフィードバックを受ける。オキシトシンは乳頭の刺激により分泌が増加する。脂肪細胞から分泌されるレプチンは視床下部弓状核のニューロペプチド Y を産生するニューロンを抑制することにより摂食抑制を生じる。

正解 ▶ D

問題 327
難易度 | ★☆☆

ACTH について正しいのはどれか。
A. CRH は ACTH 分泌を抑制する。
B. 入眠時に ACTH 分泌が促進する。
C. ACTH は主に視床下部で合成される。
D. ストレス刺激で ACTH 分泌が促進する。
E. バソプレシンは ACTH 分泌を抑制する。

解説 ストレス刺激により、視床下部正中隆起から CRH が下垂体門脈に放出され、下垂体前葉に作用して ACTH 分泌が起きる。ACTH は下垂体で合成される。ACTH は副腎皮質に作用して糖質コルチコイドを分泌させる。糖質コルチコイドは視床下部の CRH、下垂体前葉の ACTH 分泌を抑制する。バソプレシンは ACTH 分泌を促進する。

正解 ▶ D

● 甲状腺・副甲状腺

問題 328
難易度 | ★☆☆

21 歳の女性。甲状腺機能低下症と診断された。認められる可能性の高い症状はどれか。
A. 微　熱
B. 頻　脈
C. 便　秘
D. 高血糖
E. 体重減少

解説 甲状腺機能低下症では、甲状腺ホルモン分泌の低下により代謝が低下するため低体温や四

B 人体各器官の正常構造と機能

肢の冷感を生じる。異化が抑制され、老廃物の排泄が低下するため、しばしば体重増加を認める。組織の酸素需要が減るため、心拍出量が低下し時に低血圧となる。また、腸管の運動低下のために便秘が生じる。

正解 ▶ C

問題 329　難易度 ★☆☆

甲状腺ホルモンの合成と分泌について正しいのはどれか。

A. ヨウ素の有機化は濾胞上皮細胞内で生じる。
B. 甲状腺ホルモン生成にはリソソームが必要である。
C. 多量のヨウ素摂取により甲状腺ホルモン合成は促進する。
D. 甲状腺ホルモンは濾胞上皮細胞内では TBG と結合している。
E. 甲状腺ペルオキシダーゼ活性低下により H_2O_2 産生量が低下する。

解説 甲状腺ホルモンの合成は主に濾胞腔内で生じる。ホルモンの材料となるサイログロブリン（TG）は濾胞上皮細胞で合成され腔内に分泌される。ヨウ素は血中から二次性能動輸送で濾胞上皮細胞に取り込まれ、濾胞腔内に分泌される。過剰なヨウ素摂取は一過性に甲状腺ホルモン合成を抑制する。濾胞腔内では、甲状腺ペルオキシダーゼ（TPO）の作用によりヨウ素が酸化され、TG のチロシン残基と結合する（ヨウ素の有機化）。TPO により2つのヨウ素化チロシン残基が縮合し、TG と結合した形で甲状腺ホルモン（TH）が生成される。TPO の作用には H_2O_2 が必要だが、TPO は H_2O_2 産生を調節しない。TG-TH 複合体は TSH の刺激によりエンドサイトーシスにより細胞内へ再吸収され、リソソームにより加水分解された後、甲状腺ホルモンは細胞外へ分泌される。

正解 ▶ B

問題 330　難易度 ★★☆

甲状腺について正しいのはどれか。

A. 原発性甲状腺機能低下では甲状腺は萎縮する。
B. 再吸収小窩は甲状腺機能亢進状態で観察される。
C. 甲状腺機能低下により濾胞の大きさは小さくなる。
D. 甲状腺の腫大は甲状腺機能亢進のときのみ観察される。
E. 甲状腺機能亢進により C 細胞のホルモン分泌が上昇する。

解説 橋本病などによる原発性甲状腺機能低下症では、濾胞上皮細胞機能が低下し、細胞の丈が低くなる。またホルモン前駆体の細胞への再取り込み低下により濾胞腔は正常より大きくなる。一方、下垂体からは TSH が分泌される。TSH には甲状腺ホルモン合成促進作用とともに濾胞上皮細胞増殖促進作用があり、甲状腺は腫大する。一方、バセドウ病では TSH 受容体に対する刺激性抗体が産生されるため、甲状腺機能亢進症と甲状腺腫大が生じる。甲状腺ホルモン合成・分泌が活発となり濾胞上皮細胞の丈は高くなり、濾胞腔は小さくなる。甲状腺ホルモン前駆体再吸収促進の結果、濾胞腔内の上皮細胞に接した部分に空胞が生じ、ヘマトキシレン-エオジン染色では白く抜けて見える。これを再吸収小窩という。C 細胞からはカルシトニンが分泌されるが、甲状腺機能亢進症では分泌は変化しない。

正解 ▶ B

問題 331

難易度 | ★☆☆

25歳の女性。頸部超音波検査により副甲状腺に腺腫が発見された。また血中PTH濃度が上昇していることが明らかとなった。
この女性に生じる可能性が高いのはどれか。

A. 骨塩量は増加する。
B. 尿細管のリン酸再吸収は増加する。
C. 破骨細胞からのH^+分泌は亢進する。
D. 骨芽細胞のRANKL合成は低下する。
E. 腎1αヒドロキシラーゼ活性は低下する。

解説 副甲状腺の機能性腺腫により副甲状腺ホルモン（PTH）分泌が亢進している。PTHは主に骨と腎臓に作用し、骨では骨芽細胞に発現するPTH受容体を介して、骨芽細胞RANKL発現を促進し、破骨細胞に発現するRANKとの結合を促進し、破骨細胞前駆細胞の分化と成熟破骨細胞の機能を促進する。破骨細胞活性化の結果骨吸収が促進する、具体的にはH^+とプロテアーゼの分泌が促進し、Ca^{2+}が遊離（骨塩量低下）するとともに骨基質も低下する。遊離したCa^{2+}は血中へ放出される。PTHは腎臓では尿細管におけるカルシウム再吸収を促進し、リン酸再吸収を抑制する。また1αヒドロキシラーゼ活性化を介し、ビタミンDの活性化を促進する。

正解 ▶ C

● 副腎

問題 332

難易度 | ★☆☆

副腎の細胞と分泌ホルモンの組み合わせで正しいのはどれか。

A. 皮質球状帯――――糖質コルチコイド
B. 皮質束状帯――――電解質コルチコイド
C. 皮質網状帯――――エストロゲン
D. 髄　質――――――アドレナリン
E. 褐色細胞腫――――ドーパミン

解説 副腎皮質・髄質および副腎髄質細胞に由来する腫瘍である褐色細胞腫から産生・分泌されるホルモンについての基本的問題。副腎皮質の外側から球状帯（電解質コルチコイドを産生）、皮質束状帯（糖質コルチコイドを産生）、網状帯（デヒドロエピアンドロステロン（DHEA）を産生）、髄質はアドレナリン・ノルアドレナリンを産生し、その腫瘍化した褐色細胞腫からはアドレナリン・ノルアドレナリンが過剰分泌される。

正解 ▶ D

問題 333

難易度 | ★★☆

正しいのはどれか。

A. アドレナリンは血糖値を低下させる。
B. アドレナリンはノルアドレナリンよりも心拍出量を増加させる。
C. アドレナリンはノルアドレナリンよりも平均血圧を上昇させる。
D. ノルアドレナリンは膀胱排尿筋を収縮させる。
E. ノルアドレナリンはアドレナリンよりも気管支を拡張させる。

> **解説** 交感神経節後線維の終末からは主にノルアドレナリンが放出され、副腎髄質からは主にアドレナリンが放出される。アドレナリンはβ_3受容体に作用し血糖値を上昇させる。カテコールアミンは膀胱、消化管の平滑筋を弛緩させ、括約筋を収縮させる。β_2受容体に対してアドレナリンはノルアドレナリンよりも親和性が高く骨格筋の血管が拡張する。また、気管支の拡張も生じる。このため収縮期血圧は上昇させるが拡張期血圧は低下させ、平均血圧はあまり変化させず、反射性除脈がなく心拍出量をより増加させる。

正解 ▶ B

問題 334　難易度｜★☆☆

副腎機能を調べるため、ラット副腎を手術的に摘出した。生じるのはどれか。

A. 体重の増加
B. 尿中 Na^+ 濃度減少
C. インスリン感受性低下
D. 皮膚メラニン色素沈着減少
E. 寒冷ストレスによる生存率低下

> **解説** 副腎摘出によるグルココルチコイド血中濃度低下により下垂体からの ACTH 分泌が増加する。ACTH のアミノ酸配列の一部はメラニン細胞刺激ホルモン（MSH）と同じなので、色素沈着が増加する。ミネラルコルチコイドの分泌低下により Na^+ 排泄が増加し、グルココルチコイドの減少によりショックに対する抵抗力の減少を生じる。インスリン感受性には大きな影響はない。

正解 ▶ E

問題 335　難易度｜★★☆

3歳の男児。蚊に刺された後が赤く腫脹したため、ステロイド薬（糖質コルチコイドのアナログ）を塗布したところ一晩で軽快した。作用機序として正しいのはどれか。

A. 血管収縮による腫脹・発赤の抑制
B. シクロオキシゲナーゼ活性の抑制
C. 細胞性免疫活性化による炎症終息
D. 細胞膜からのアラキドン酸遊離促進
E. 肥満細胞からのヒスタミン放出促進

> **解説** 糖質コルチコイドは、ホスホリパーゼ A2 活性を抑制してアラキドン酸の細胞膜からの遊離を抑制する。また、シクロオキシゲナーゼの合成抑制を介し酸素活性を抑制する。これらの結果、炎症反応に関与する多くのプロスタグランジンの産生が減少する。また、糖質コルチコイドはヒスタミン遊離も抑制する。これらの結果、炎症反応に関係する。

正解 ▶ B

問題 336　難易度｜★★☆

35歳の女性。高血圧で治療中。尿量が少なく、血中アルドステロン濃度が高かったため、腎動脈造影を行ったところ、右腎動脈に狭窄が見つかった。アルドステロン分泌を促進したのはどれか。

A. 尿量減少

B. 頸動脈圧上昇
C. 腎動脈圧低下
D. 血漿 Na⁺ 濃度上昇
E. 遠位尿細管 Na⁺ 濃度上昇

解説 腎動脈圧が低下すると輸入細動脈圧が低下するとともに、遠位尿細管の NaCl 濃度が低下する。これらの情報が傍糸球体装置に伝わり、レニンが分泌される。そして、アンジオテンシンを介して副腎皮質からのアルドステロン分泌を促進する。 **正解▶ C**

● 膵 島

問題 337　難易度│★☆☆

膵島および消化管から分泌されるホルモンとその産生細胞の組み合わせで正しいのはどれか。

A. インスリン────────────膵島 A（α）細胞
B. ガストリン────────────胃体部壁細胞
C. グルカゴン────────────膵島 B（β）細胞
D. ソマトスタチン──────────膵島 D（δ）細胞
E. 血管作動性腸管ペプチド〈VIP〉──腸クロム親和性細胞

解説 膵島および消化管ホルモンとその産生細胞を理解しているかどうかを問う基本的問題。膵島 A（α）細胞はグルカゴン、膵島 B（β）細胞はインスリン、膵島 D（δ）細胞はソマトスタチンを産生・分泌する。胃体部壁細胞は胃酸を産生・分泌し、ガストリンは G 細胞で産生・分泌される。腸クロム親和性細胞はセロトニンやヒスタミンを多く含有する。膵内分泌腫瘍（インスリノーマ、グルカゴノーマ、ソマトスタチノーマ、ガストリノーマおよび VIP 産生腫瘍）として知られているものを列挙した。 **正解▶ D**

問題 338　難易度│★★☆

22 歳の男性。1 型糖尿病でインスリンの自己注射を行っている。仕事での徹夜明け、インスリンの注射を忘れてしまった。朝食を摂取した後、気分不快を訴え、その後、意識不明で倒れているところを発見された。

検査所見：血圧 90/40、脈拍 130/分、呼吸 32/分（深く速い：亢進している）
血漿：グルコース 560 mg/dL、Na⁺ 132 mEq/L（正常 140 mEq/L）、K⁺ 5.8 mEq/L（正常 4.5 mEq/L）
動脈血：PO_2 112 mmHg（正常 95±7 mmHg）、PCO_2 20 mmHg（正常 38～46 mmHg）、HCO_3^- 8 mEq/L（正常 23～28 mEq/L）、pH 7.22

どのような病態が考えられるか。

A. 呼吸性アシドーシス、代謝性代償あり
B. 呼吸性アシドーシス、代謝性代償なし
C. 呼吸性アルカローシス、代謝性代償あり
D. 代謝性アシドーシス、呼吸性代償あり
E. 代謝性アシドーシス、呼吸性代償なし

> **解説** インスリン注射を忘れたことによる代謝性アシドーシスである。低インスリン血症によりケトン体産生が亢進し、ケトアシドーシスとなる。グルコースに加え、カリウムの細胞内への取り込みもインスリンで調節されるため、高カリウム血症も生じる。また呼吸性代償が生じており、過呼吸となっている。その結果としてPCO_2が低下し、PO_2が上昇している。
>
> **正解** D

● 男性ホルモン・女性ホルモン

問題 339 難易度｜★☆☆

排卵の前後に血中ホルモン濃度を測定したところ、ひとつだけが排卵後に高かった。高かったのはどれか。

A. エストラジオール
B. プロゲステロン
C. FSH
D. hCG
E. LH

> **解説** 黄体から分泌されるプロゲステロンは排卵後の分泌期に分泌がピークとなる。エストロゲンはLHやFSHサージの直前にピークとなる。hCGは妊娠4週頃から一過性に上昇する。
>
> **正解** B

問題 340 難易度｜★★☆

あるホルモンの血中濃度変化を図に示す。このホルモンは何か。

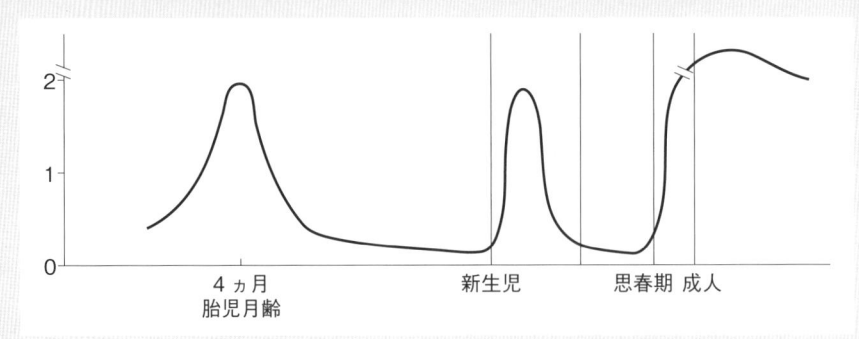

A. アンジオテンシノーゲン
B. インスリン
C. エリスロポエチン
D. ソマトスタチン
E. テストステロン

> **解説** テストステロンは精巣のライデッヒ細胞から分泌される男性ホルモン（アンドロゲン）である。胎児のライデッヒ細胞は胎生8週頃から発生し、胎生14〜18週にかけて急速に増殖する、この時期に一過性のテストステロン分泌が生じる。出産後、2〜3ヵ月齢に一過性の視床下部－下垂体－性腺軸の活性化が生じ、テストステロンは思春期中期位の濃度まで上昇する。その後、思春期頃から再び分泌が高まり、第二次性徴発現を促進し、体毛

発生、皮脂腺発達、変声などを促進する。また、タンパク同化作用により、骨格筋を発達させ、体型や骨格を男性的にする。

正解 ▶ E

問題 341 更年期になると上昇するのはどれか。 難易度 | ★☆☆

A. アルドステロン
B. アンドロゲン
C. エストロゲン
D. ゴナドトロピン
E. プロゲステロン

解説 男性の場合、テストステロンの血中濃度はゆっくりと減少するが、女性の場合は、エストロゲンは閉経に伴い急激に減少し、性腺ステロイドホルモンが減少することに起因する更年期障害を発症する。性腺ステロイドホルモンが減少するのでネガティブフィードバックが弱くなり、ゴナドトロピンが上昇する。

正解 ▶ D

問題 342 エストロゲンの生理作用について正しいのはどれか。 難易度 | ★☆☆

A. 基礎体温上昇
B. 乳汁生成促進
C. 体脂肪沈着促進
D. 子宮内膜増殖抑制
E. 女性副性器発育抑制

解説 エストロゲンは思春期において女性副生殖器の発育促進や、乳腺を成長させ、乳房を大きくするなど第二次性徴を発現させる。また、脂肪の沈着と思春期後期には骨端線の閉鎖を起こす。性周期中は卵胞の発育を促し、子宮内膜の増殖・肥厚を引き起こし、腟上皮の増殖を促進する。一方、乳汁合成に関してはむしろ抑制的に作用し、出産後の胎盤からのエストロゲン分泌低下が乳汁合成の引き金となる。基礎体温の上昇はプロゲステロンにより調節される。

正解 ▶ C

人体各器官の正常構造と機能

●糖質・タンパク質・脂質の代謝

問題 343 難易度｜★☆☆

75 g 経口糖負荷試験を行った。2時間の末梢静脈血中グルコース濃度が 180 mg/dL であった。

1) この濃度をモル濃度に換算するといくらか。グルコースの分子量は 180 とする。
A. 1 mM
B. 1.8 mM
C. 10 mM
D. 18 mM
E. 100 mM

2) 上記の場合、1 dL には何 kcal のグルコースが存在するか。グルコース1モルあたり 690 kcal の熱量とする。
A. 0.69 kcal
B. 1.8 kcal
C. 6.9 kcal
D. 18 kcal
E. 69 kcal

解説 75 g 経口糖負荷試験とは、空腹時に 75 g のグルコースを内服し、経時的に採血して血糖値の変化を測定する。糖尿病診断のための標準的検査。糖代謝に関連して、180 mg/dL は 1.8 g/L、分子量が 180 なので、1.8/180＝0.01。したがって 10 mM。1モルあたり 690 kcal なので、690×(0.01/10)＝0.69 kcal となる。なお、空腹時正常ヒト血糖値のモル濃度は 100 mg/dL とすると 5.6 mM となる。 **正解** 1)-C、2)-A

問題 344 難易度｜★★★

あるアミノ酸の構造式を示す。
このアミノ酸から直接生成されるのはどれか。

A. セロトニン
B. ドーパミン
C. メラトニン
D. サイロキシン
E. アセチルコリン

解説 図はチロシンである。チロシン誘導体のホルモンを問う問題。チロシン誘導体には甲状腺ホルモン（トリヨードサイロニン、サイロキシン）やカテコールアミン（アドレナリン、ノルアドレナリン、ドーパミン）があるが、甲状腺ホルモンはチロシンから直接生成されるのではなく、サイログロブリンのチロシン残基の縮合反応とタンパク分子の加水分解からできる。セロトニンやメラトニンはトリプトファンの誘導体。アセチルコリンはアセチル CoA とコリンの縮合体である。 **正解** B

13 眼・視覚系

●眼球と付属器の構造と機能

問題 345 難易度 ★★☆

眼の光学屈折系について正しいのはどれか。
A. 加齢により眼の最大屈折力は増加する。
B. レンズの後面は前面より屈折調節に寄与する。
C. レンズよりも角膜のほうが強く光を屈折させる。
D. 角膜の表面よりも内面のほうが強く光を屈折させる。
E. レンズの調節力により眼全体の屈折力を倍以上にすることができる。

> 解説　加齢によりレンズは硬くなり、屈折力は減少する。角膜表面は 48.8 D、角膜内面は －5.9 D、角膜全体で 43 D。屈折調節は前面が重要。水晶体は 19.1 D。

正解 ▶ C

●視覚情報の受容と伝導路

問題 346 難易度 ★☆☆

網膜の細胞について正しいのはどれか。
A. 視細胞は再生能力が高い。
B. 双極細胞は GABA 作動性細胞である。
C. 網膜神経節細胞の軸索は視神経である。
D. 水平細胞は神経節細胞とシナプス結合している。
E. アマクリン細胞は視細胞とシナプス結合している。

> 解説　視細胞は通常は再生しない。双極細胞はグルタミン酸作動性ニューロンである。水平細胞は視神経とシナプス結合しており、アマクリン細胞は双極細胞および神経節細胞とシナプス結合している。

正解 ▶ C

問題 347 難易度 ★★☆

網膜について正しいのはどれか。
A. 網膜からの出力は視細胞による。
B. 明暗のコントラスト差を検出する。
C. 物体の認知および動きを分析する。
D. 中心窩には錐体と杆体が均一に配列する。
E. 夜盲症は錐体の機能欠損により引き起こされる。

解説 網膜の構造と機能について問う問題である。網膜からの出力は神経節細胞であり、中心窩の大半は錐体で構成される。明暗のコントラスト差は網膜で、物体の認知および動きは大脳皮質の高次視覚野で分析する。夜盲症はビタミンAの欠乏で杆体の機能障害により引き起こされるが、長期的な欠乏では杆体だけでなく錐体にも機能障害が起こる。

正解 B

問題 348 難易度 ★★☆

視細胞について正しいのはどれか。

A. 色覚には杆体が働く。
B. 神経伝達物質はアセチルコリンである。
C. 錐体は杆体より光に対する感受性が高い。
D. 光刺激により視細胞の発火頻度は減少する。
E. 光刺激によりサイクリックGMP濃度が上昇する。

解説 杆体、錐体の基本的特徴を問う問題である。他の特殊感覚と異なり、視覚では適刺激(光刺激)は視細胞の過分極を引き起こすため、発火頻度は減少し、神経伝達物質であるグルタミン酸の放出は減少する。また、光刺激によるトランスデューシンの活性化は、その抑制性Gタンパク質の性質からグアニル酸シクラーゼを抑制するため、サイクリックGMP濃度は減少する。

正解 D

問題 349 難易度 ★★☆

頭部外傷患者が視野の異常を訴えた。視野検査を行ったところ、灰色部分の視野欠損がみられた。この患者は視覚路のいずれの部位の障害が可能性として最も高いと考えられるか。

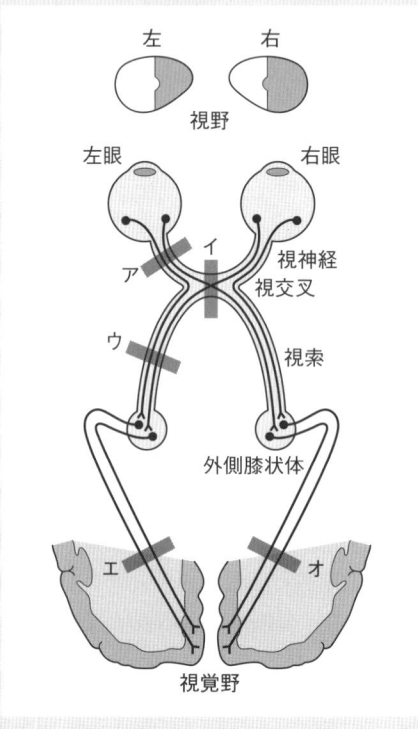

A. (ア)
B. (イ)
C. (ウ)
D. (エ)
E. (オ)

(William F. Ganong:医科生理学展望、第10版、丸善、1982より引用)

解説　左右の眼球とも、網膜の耳側（外側）で感知した情報は、同側の視覚野へ送られる。網膜の鼻側（内側）で感知した情報は、視交叉で交叉して、反対側の視覚野に送られる。本症例は黄斑部残留を伴う左網膜の鼻側と右網膜の耳側の視野欠損のため視交叉より左後方でかつ、黄斑部残留を伴うため外側膝状体より後方に障害部位がある。なぜならば黄斑部からの視神経は脳に入ってからはほかの視神経と分かれて走行するからである。

正解　D

問題 350

難易度 ★★☆

33歳の女性。無月経と視野の異常を主訴として来院した。視野検査を行ったところ、図の灰色部分に視野欠損がみられた。最も可能性が高い障害部位はどこか。

A. 小　脳
B. 前頭葉
C. 後頭葉
D. 下垂体
E. 大脳辺縁系

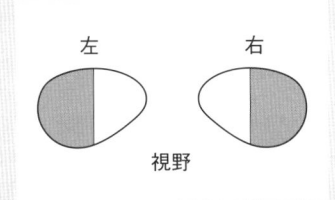

解説　本症例は、左右の眼球とも網膜の耳側（外側）の視野欠損（両耳側半盲症）のため、障害部位は視交叉と考えられる。視交叉の後ろに下垂体が存在する。両耳側半盲症の原因として、脳下垂体腫瘍による視交叉部位の圧迫は臨床的に重要である。無月経も脳下垂体腫瘍による。

正解　D

●眼球運動のしくみ

問題 351

難易度 ★★★

サッケード運動の特徴で正しいのはどれか。

A. 平滑筋である毛様体筋により制御される。
B. 中枢の運動制御領域は大脳皮質後頭葉にある。
C. 注視点が移動する場合にみられる速い眼球運動である。
D. 瞳孔括約筋および瞳孔散大筋の相互の収縮により起こる。
E. 副交感神経から放出されるアセチルコリンが引き起こす。

解説　サッケード運動は固視間で起こる断続的な運動であり、体性運動である。これによって、視覚の対象物を中心窩で解析することができるようにしている。網膜神経節細胞の約10％は中脳の上丘に投射し、サッケード運動を制御する。毛様体筋は遠近調節、瞳孔括約筋および瞳孔散大筋は光量の調節に関わる。

正解　C

B 人体各器官の正常構造と機能

問題 352 難易度 | ★★★

眼球の外転運動麻痺を伴うのはどれか。

A. 緑内障
B. 頭蓋内圧亢進症
C. 脳底動脈梗塞症
D. 中大脳動脈血栓症
E. Parkinson（パーキンソン）病

解説 眼球の外転運動麻痺では、外直筋の障害あるいは外転神経の核上および核下の障害が考えられる。外転神経の核下障害を引き起こす原因のひとつに頭蓋内圧亢進がある。緑内障、脳底動脈梗塞症、中大脳動脈血栓症および Parkinson（パーキンソン）病は、直接的にはこれらに影響しない。

正解 ▶ B

● 対光反射・輻湊反射・角膜反射

問題 353 難易度 | ★☆☆

瞳孔対光反射について正しいのはどれか。

A. 瞳孔は散大する。
B. 反射中枢は橋にある。
C. 毛様体筋は収縮する。
D. 上頸神経節の活性化による。
E. 片眼への光照射で対眼の縮瞳もみられる。

解説 瞳孔対光反射の中枢は中脳にあり、片眼への光照射は両側の動眼神経副核（エディンガー・ウェストハル核）を興奮させるために、縮瞳は両側性に起こる。眼に光を照射すると、その眼の瞳孔が縮瞳することを直接光反射といい、このとき反対側の眼の瞳孔も縮瞳する現象を共感性光反射という。縮瞳は瞳孔括約筋、散瞳は瞳孔散大筋により起こる。前者は副交感神経（動眼神経）、後者は交感神経支配である。なお毛様体筋は水晶体の厚みを変えることで遠近調節に重要である。副交感神経系である動眼神経核の活性化が重要である。

正解 ▶ E

14 耳鼻・咽頭・口腔系

●口腔・鼻腔・咽頭

問題 354 難易度 ★☆☆

摂食嚥下過程で、唾液分泌量の減少が直接影響を与える過程はどれか。

A. 認知期
B. 準備期
C. 口腔期
D. 咽頭期
E. 食道期

解説 Bの準備期が咀嚼過程で、ここで摂取した食物が粉砕され、また唾液が混和することで嚥下可能な食塊が形成される。Sjögren（シェーグレン）症候群などによる口腔内乾燥症では、唾液分泌量の減少で、安全に嚥下できる潤滑性に富んだ嚥下食塊形成が遅れる。

正解 ▶ B

問題 355 難易度 ★☆☆

唾液腺の図を示す。純漿液性の唾液を分泌するのはどれか。

A. （ア）
B. （イ）
C. （ウ）
D. （エ）
E. （オ）

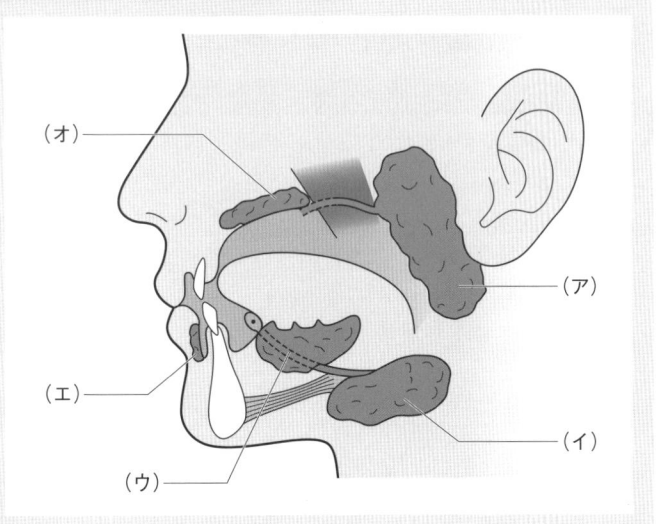

解説 耳下腺（ア）は漿液細胞のみをもつので純漿液性の唾液を分泌する。口蓋腺（オ）は粘液性の唾液腺であり、顎下腺（イ）、舌下腺（ウ）、口唇腺（エ）は混合腺である。

正解 ▶ A

B 人体各器官の正常構造と機能

●喉頭の機能と神経支配

問題 356 難易度 | ★ ☆ ☆

嚥下時の矢状断面図を示す。咳反射を誘発する刺激部位はどこか。

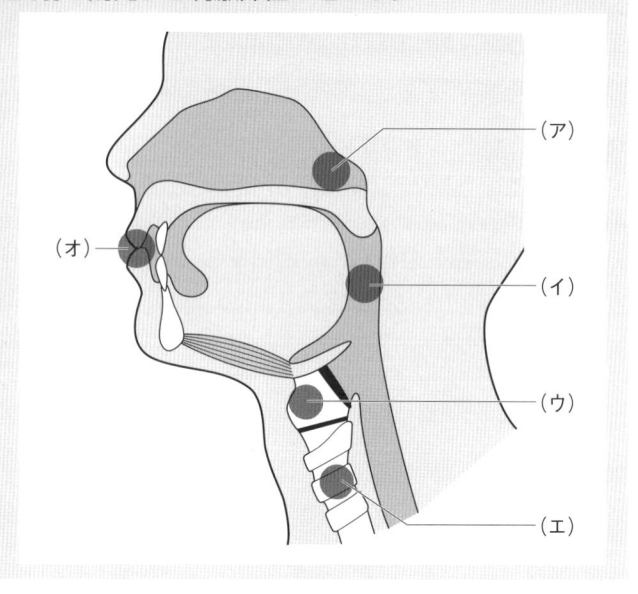

A. （ア）
B. （イ）
C. （ウ）
D. （エ）
E. （オ）

解説 気道防御反射である咳反射は、嚥下食塊が喉頭口閉鎖部位を超えて喉頭内（ウ）に迷入すると誘発される。なお、声門より下の気管内（エ）に食塊が迷入する場合にはこの反射は誘発されず誤嚥（aspiration）となる。

正解 ▶ C

●聴覚・平衡覚の受容のしくみと伝導路

問題 357 難易度 | ★ ☆ ☆

蝸牛器官について正しいのはどれか。

A. 外リンパ液は体液成分に比して K^+ 濃度が高い。
B. 前庭階は K^+ 濃度が高いリンパ液で満たされている。
C. 中心階は Na^+ 濃度の高いリンパ液で満たされている。
D. 中心階は前庭階に比較して 80～90 mV の電位差がある。
E. 耳小骨は鼓膜の振動を増幅して中心階のリンパ液に伝える。

解説 蝸牛管は、3層に分かれ（前庭階、中心階、鼓室階）、内部はリンパ液で満たされている。中心階のリンパは内リンパと呼ばれ、K^+ 濃度が高く Na^+ 濃度が低い特徴がある。一方、外リンパ（前庭階、鼓室階）は体液成分と同じ成分である。基底細胞は、K^+ を能動的に内リンパに分泌している。内リンパ管内の電位は ＋80 mV である。

正解 ▶ D

問題 358 難易度 | ★ ☆ ☆

蝸牛器官の有毛細胞について正しいのはどれか。

A. 蝸牛神経は有毛細胞の軸索からなる。

B. 内有毛細胞は聴覚の一次感覚受容器である。
C. 有毛細胞の受容器電位はNa^+により生じる。
D. 有毛細胞の感覚毛は外リンパ液に接している。
E. 内有毛細胞は遠心性線維から投射を受けている。

解説 蝸牛神経は蝸牛神経節（ラセン神経節）細胞の軸索からなる。有毛細胞の感覚毛は内リンパ液に接しており、有毛細胞の受容器電位はK^+により生じる。外有毛細胞は遠心性線維から投射を受けており、音に対する感度を調節している。

正解 ▶ B

問題 359 難易度 | ★★☆

音波により蝸牛内へ誘発された振動の伝播について正しいのはどれか。

A. 内リンパ液の振動の伝播を進行波と呼ぶ。
B. 聴神経の周波数特性は鼓膜の振動特性と同じである。
C. 基底膜の振動は周波数の低い順に蝸牛前庭階へ広がる。
D. 蝸牛管頂点では基底膜の振動は高い周波数が最大振幅を示す。
E. 基底膜の特徴（最適）周波数は卵円窓からの距離の関数で示される。

解説 蝸牛管の前庭階へ伝わった振動は基底膜を振動させる。基底膜は蝸牛管基部では小さく硬いが、頂点に近いほど大きく軟らかになる。したがって、振動は、基底部では高い周波数に応じ、頂点に近いほど低い振動数に反応するという蝸牛管の部位による周波数特異性がある。特異的周波数は、基底膜の卵円窓からの距離の関数として決まっている。

正解 ▶ E

問題 360 難易度 | ★☆☆

前庭器官について正しいのはどれか。

A. 内リンパ液は脳脊髄液よりK^+濃度が高い。
B. 内リンパ液は脳脊髄液よりNa^+濃度が高い。
C. 内リンパ液と外リンパ液の組成は同じである。
D. 外リンパ液は脳脊髄液よりK^+濃度が高い。
E. 外リンパ液は脳脊髄液よりNa^+濃度が低い。

解説 前庭器官内のリンパ液組成については、特徴がある。外リンパ液は前庭迷路とそれが位置する側頭骨の間を満たしている。外リンパ液は脳脊髄液と同じ成分であるが、内リンパ液は、蝸牛管中心階と同様K^+濃度が高くNa^+濃度が低い特徴がある。

正解 ▶ A

問題 361 難易度 | ★★☆

半規管について正しいのはどれか。

A. 有毛細胞には方向選択性はない。
B. 頭部の回転と反対方向の半規管神経が興奮する。
C. 膨大部有毛細胞に対する適刺激は横に傾ける力である。
D. 頭部の回転で内リンパは頭部の動きと同じ方向に流れる。
E. 有毛細胞の膜電位変化は電位依存性のNa^+チャネルによる。

解説　半規管の刺激は頭部の回転運動により、内リンパ液の慣性で頭部の回転と反対方向に相対的な流れが生じる。この流れにより膨大部にあるクプラが偏位して一定方向を向いて並んでいる有毛細胞の感覚毛を傾ける。有毛細胞の感覚毛には方向性があり、動毛と同じ方向に傾くと機械的チャネルを開けて脱分極が起こり、反対方向では過分極を起こす。このチャネルは陽イオンを通過させ、内リンパ液の組成から主としてK^+、Ca^{2+}が関与する。

正解 C

問題 362　難易度 ★★☆

耳石器について正しいのはどれか。

A. 耳石膜感覚毛に方向選択性はない。
B. 耳石器の働きは二次元方向に限られる。
C. 頭部の回転は耳石膜感覚毛の活動を最大にする。
D. 卵形嚢感覚毛の適刺激は水平方向の加速である。
E. 卵形嚢感覚毛は直立時に最大活動レベルにある。

解説　耳石器には垂直に位置する球形嚢と水平に位置する卵形嚢があり三次元の方向をカバーしている。感覚毛は方向性をもち、横からの力に反応する。したがって球形嚢は直立位で最大（あるいは最小）の反応を示し、卵形嚢は直立で静止レベルにあり、90°で最大（または最小）の反応を示す。

正解 D

問題 363　難易度 ★★☆

69歳の男性。1年前からの難聴を主訴として来院した。検査結果から補聴器の利用をすすめられた。この患者の障害部位はどれか。

A. （ア）と（イ）
B. （イ）と（ウ）
C. （ア）と（ウ）
D. （ウ）のみ
E. （ア）と（イ）と（ウ）

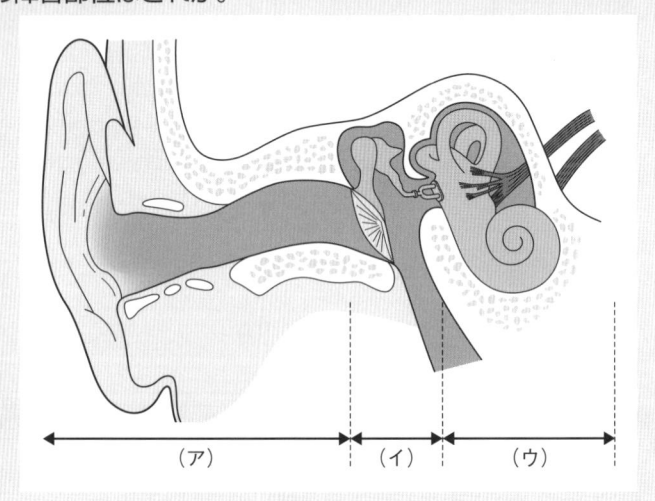

解説　難聴は、障害の起こっている部分によって伝音性難聴と感音性難聴に大別される。伝音性難聴は、伝音器（外耳（ア）と中耳（イ））に機能障害を有し、補聴器装着により聴力障害が改善される症例が多い。一方感音性難聴は感音器（内耳と聴神経（ウ））に機能障害を有し、有効な治療方法はない。

正解 A

問題 364

難易度 | ★★☆

27歳の女性。仕事中にめまい、嘔気、難聴が突然出現したため来院した。同様の症状の既往はない。この患者の障害部位は、いずれの部位と考えられるか。

A. (ア)と(イ)
B. (イ)と(ウ)
C. (ア)と(ウ)
D. (ウ)のみ
E. (ア)と(イ)と(ウ)

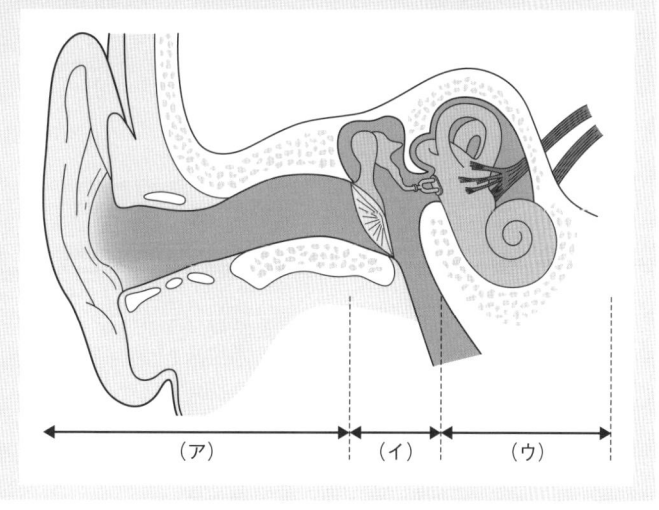

解説 臨床症状より、突発性難聴と考えられる。突発性難聴は感音性難聴に分類されるため障害部位は感音器（内耳と聴神経（ウ））である。原因としてはストレスからくる血行障害説やウイルスからくる血行障害説がある。

正解 D

● 平衡感覚機構と眼球運動・姿勢制御

問題 365

難易度 | ★☆☆

体の平衡がより悪くなる場合として正しいのはどれか。

A. 三半規管より聴神経が異常のとき。
B. 脊髄視床路より後索の損傷のとき。
C. 脳底動脈より頸動脈が異常のとき。
D. 薄暗い環境より明るい光の下にいるとき。
E. 最近よりも以前に起こった一側迷路の破壊のとき。

解説 聴神経は体の平衡には寄与しない。脊髄視床路は温痛覚、後索は固有感覚を伝えるので平衡と関係する。脳底動脈は平衡と関係深い脳幹に供給する。明るい光の下では視覚性の体のバランスとりができる。古い障害の場合は幾分かは補償されている。新しいものは障害が強い。

正解 B

問題 366 難易度 ★★☆

神経学的検査の中に Romberg sign（ロンベルグ徴候）といわれる検査がある。両足をそろえて立ち、バランスがとれていたら、眼を閉じてバランスの崩れを観察する。このテストで、閉眼時に大きく体が揺れてバランスを崩したときの診断で正しいのはどれか。

A. 視覚異常がある。
B. 蝸牛神経障害がある。
C. 深部感覚に障害がある。
D. 前庭器官の障害がある。
E. 動眼神経機能障害がある。

解説 姿勢の制御には、前庭感覚、深部感覚、視覚からの情報がすべて関与している。体性感覚の深部感覚に障害をもつ患者では、視覚による補正がないとバランスが保てない。また、前庭機能障害や小脳障害では開眼時でもバランスを保つことができない。

正解 C

●味覚と嗅覚の受容のしくみと伝導路

問題 367 難易度 ★★☆

味細胞受容膜における味覚の情報伝達について活性化の開始に関与するのはどれか。

A. うま味 ——— K^+ チャネル
B. 甘味 ——— Ca^{2+} チャネル
C. 酸味 ——— K^+ チャネル
D. 塩味 ——— Na^+ チャネル
E. 苦味 ——— Na^+ チャネル

解説 味覚の受容体の活性化機序のうち、塩味は Na^+ チャネル、酸味は H^+ チャネルが関与し、甘味、苦味、うま味は特異的な受容体にそれぞれの物質がリガンドとして結合し、セカンドメッセンジャーを介する経路が賦活化することから始まる。

正解 D

問題 368 難易度 ★☆☆

味覚の伝導に関与する神経はどれか。

A. 動眼神経
B. 顔面神経
C. 内耳神経
D. 副神経
E. 舌下神経

解説 舌の味覚には顔面神経と舌咽神経、喉頭などの味覚は迷走神経が関与している。舌触りには三叉神経も関与している。

正解 B

問題 369

軟口蓋と舌の図を示す。鼓索神経のみによって伝えられる味覚情報はどこからのものか。

A. （ア）
B. （イ）
C. （ウ）
D. （エ）
E. （オ）

難易度 | ★ ☆ ☆

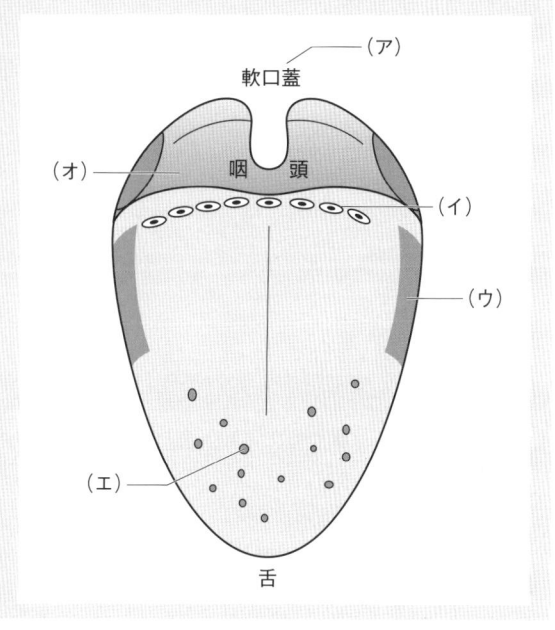

解説 茸状乳頭（エ）の味蕾からの情報が鼓索神経で伝えられる。なお、軟口蓋の味蕾（ア）は大錐体神経、有郭乳頭（イ）の味蕾は舌咽神経で支配される。葉状乳頭（ウ）の味蕾は舌咽神経と鼓索神経で支配される。咽頭部（オ）の味蕾は迷走神経系の上喉頭神経で支配される。

正解 ▶ D

問題 370

嗅覚情報伝達に関与する受容体について正しいのはどれか。

A. 嗅覚の受容体は5種類である。
B. 受容体は嗅細胞の嗅絨毛に存在する。
C. 嗅細胞受容体は1種類の物質にのみ反応する。
D. 嗅覚の受容体はイオンチャネル型受容体である。
E. 嗅細胞は一次感覚ニューロンとシナプスを形成する。

難易度 | ★ ★ ☆

解説 嗅細胞は、それ自体が一次感覚細胞であり神経細胞の一部の嗅絨毛に受容体をもつ。この受容体は、一連の臭い物質に反応しヒトでは嗅覚受容体遺伝子は約350種類が存在すると推測されている。また、細胞内情報伝達機構は、セカンドメッセンジャーを介する経路である。

正解 ▶ B

問題 371

難易度 | ★ ☆ ☆

嗅覚について正しいのはどれか。

A. 嗅細胞は再生しにくい。
B. 嗅細胞の軸索は嗅索を通る。
C. 一次嗅覚野は頭頂葉に存在する。
D. 嗅球の僧帽細胞の軸索は嗅索を通る。
E. 嗅球に一次感覚ニューロンの細胞体が存在する。

解説 一次感覚ニューロンである嗅細胞は再生能力が高く、その軸索は嗅神経を形成し、嗅球に到達する。嗅球の僧帽細胞と房飾細胞の軸索は嗅索を形成する。一次嗅覚野は辺縁系に存在する。

正解 ▶ D

問題 372

難易度 | ★ ★ ☆

ヒトの嗅覚で正しいのはどれか。

A. 順応は遅い。
B. 情動の発現に関与しない。
C. 高齢者で閾値が低下する。
D. 匂いの物質は揮発性を有する。
E. 感覚受容器は嗅球に存在する。

解説 嗅覚は動物にとっては餌、天敵、仲間、交配の相手などを認識する、最も基本的な感覚で、好き、嫌いの情動と強く結びついている。匂い物質は揮発性で水に溶け、かつ油にも溶けやすい。匂い物質は吸気とともに鼻腔に入り、嗅上皮の構成成分の感覚細胞（嗅細胞）に吸着する。嗅覚は順応を起こしやすい感覚であるが、高齢者は他の感覚同様に閾値が上昇して嗅覚は低下する。

正解 ▶ D

C

全身に及ぶ生理的変化

1 成長と発達

I. 胎児・新生児

問題 373 難易度 | ★★☆

在胎31週4日、経腟分娩で出生した日齢0の早期産児。出生体重1,738 g。出生直後より多呼吸と陥没呼吸を認め、6時間後より呻吟も出現し始めた。胸部エックス線写真上、網状顆粒状陰影と気管支透亮像を認める。この呼吸状態について正しいのはどれか。

A. 肺炎を起こしている。
B. 気管支が軟化している。
C. 肺胞が過膨張している。
D. 肺血流量が増加している。
E. 肺サーファクタントが欠乏している。

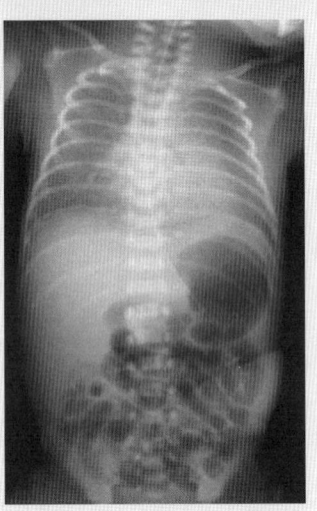

(土田晋也：低出生体重児に特有な疾患。小児科学 改訂第10版、文光堂、2011より転載)

解説 出生直後より進行性に呼吸障害をきたす新生児呼吸窮迫症候群の症例であり、未熟性に起因する肺サーファクタントの不足により発症する。肺サーファクタントはレシチンなどの脂質からⅡ型肺胞上皮細胞において生成・分泌される。その生成は在胎28週頃から始まり、34週頃から急速に増加する。胸部エックス線写真上肺胞レベルでの無気肺により肺野に網状顆粒状陰影と気管支透亮像を認める。

正解 ▶ E

問題 374 難易度 | ★★☆

出生後、数や量が減少するのはどれか。

A. 精子
B. 原始卵胞
C. 心拍出量
D. 肺胞換気量
E. 動脈血酸素分圧

解説 原始卵胞は、胎生期に分裂のピークをむかえ、その後の数を減少し、出生してから思春期まで漸減し、成人期となる。

正解 ▶ B

問題 375　難易度 ★★★

健常新生児において生後1週間で生理的に増加するのはどれか。

A. 細胞外水分量
B. 糸球体濾過率
C. 尿中ナトリウム排泄率
D. 血中直接ビリルビン量
E. 血中 IgG 免疫グロブリン量

解説 新生児の体液成分は細胞外液、特に間質液が豊富である。出生後、皮膚からの不感蒸泄により間質液は減少していく。出生後腎血流量の増加により糸球体濾過率は急激に増加する。未熟である尿細管機能は、出生後成熟し、ナトリウムの再吸収能は増加する。胎児期にはビリルビン代謝は母体に依存しているため、出生後すぐには適応できずに間接ビリルビンが上昇する。新生児は自己の産生組織が発達するまで経胎盤的に獲得した母親由来の IgG 免疫グロブリンが主体である。

正解 ▶ B

II. 乳幼小児期

問題 376　難易度 ★☆☆

図は、重量からみた臓器の年齢別成長の様子を示す Scammon の成長曲線である。図の②はどれか。

A. 一般型
B. 骨格筋型
C. 生殖器型
D. 神経系型
E. リンパ系型

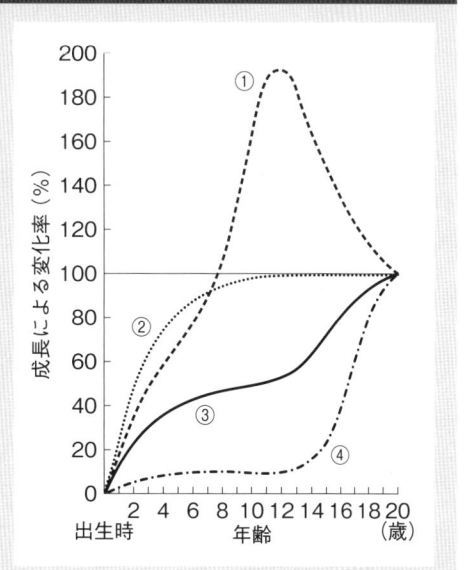

(Scammon in Harris：The Measurement of Man、The University of Minnesota Press、1930 より改変引用)

> **解説** 重量からみた各臓器の年齢別成長の様子から（20歳時を100%として）大きく4つに分類したのがScammonの成長曲線である。
> 一般型：身長や体重など、新生児期〜乳児期と思春期に大きく成長するパターン（③）。
> リンパ系型：10歳くらいまでは成人の2倍の成長速度を示し、以後減衰する（①）。
> 神経型：乳幼児期に急速に成長し、10歳ころに100%に達する（②）。
> 生殖器型：思春期以降に急速に発達する（④）。
>
> **正解 ▶ D**

Ⅲ. 思春期

問題 377　難易度 ★★☆

18歳の女性。月経の発来がないことを主訴に来院した。身長168 cm、体重58 kg。身体所見では乳房はよく発達している。陰毛と腋毛は見られない。外生殖器は女性型である。腟は短縮していて盲端に終わる。子宮頸部は認めない。超音波診断で、卵巣と子宮の存在が認められない。左右の鼠径部に小さな実質性の腫瘤を触知する。検査の結果、女性としては異常に高い血中テストステロン値であった。正しいのはどれか。

A. アンドロゲン受容体に異常がある。
B. エストロゲン受容体に異常がある。
C. プロゲステロン受容体に異常がある。
D. 血中黄体形成ホルモン（LH）濃度は正常以下である。
E. 血中卵胞刺激ホルモン（FSH）濃度は正常以下である。

> **解説** アンドロゲン不応症の例である。男性ホルモンが作用できないと、外生殖器は女性型になる。また男性ホルモンによるネガティブフィードバックが働かないので、血中ゴナドトロピンは高値になる。
>
> **正解 ▶ A**

問題 378　難易度 ★★☆

思春期前の状態で正しいのはどれか。

A. 性腺がゴナドトロピンに対して反応しない。
B. 下垂体がゴナドトロピン放出ホルモンに対して反応しない。
C. 血中ゴナドトロピン濃度は低く、血中性ホルモン濃度は高い。
D. 血中ゴナドトロピン濃度、性ホルモン濃度ともに低値である。
E. 視床下部ゴナドトロピン放出ホルモンが性ホルモンに対して反応しない。

> **解説** 思春期前の下垂体、性腺はそれぞれゴナドトロピン放出ホルモン、ゴナドトロピンに反応する。にもかかわらず、血中のゴナドトロピンと性ホルモンが低いのが特徴である。
>
> **正解 ▶ D**

2 加齢と老化

● 加齢に伴う臓器の構造・機能変化

問題 379 難易度 ★★☆

サルコペニアについて正しいのはどれか。

A. 日常生活動作に関係しない。
B. 予防には運動は無効である。
C. 糖尿病患者の発症リスクは低い。
D. 予防には食塩摂取が有用である。
E. スクリーニング検査は歩行速度と握力で行う。

解説 サルコペニアは、加齢に伴う多臓器機能低下の一部分症として現れる。日常生活動作の低下の原因となり、転倒・要介護の原因となる。治療・予防には必須アミノ酸摂取と運動の併用が有効である。糖尿病患者では、発症のリスクが高い。診断は、歩行速度と握力でスクリーニングを行い、低下を認めた症例においてCTスキャン、DXA（二重エネルギーエックス線吸収測定）法で四肢筋量を測定して確定診断する。

正解 E

問題 380 難易度 ★★☆

高齢者の摂食機能について正しいのはどれか。

A. 喉頭挙上遅延時間が延長する。
B. 食塊の咽頭通過時間が短縮する。
C. 味覚反射性唾液分泌が増加する。
D. 咀嚼能力の低下は咬筋肥大のためである。
E. 加齢は残存歯数が減少する直接的原因である。

解説 食塊の咽頭通過時間・喉頭挙上遅延時間が延長する。喉頭挙上遅延時間の遅延は、食塊の移動と喉頭挙上のタイミングをずらし、誤嚥の原因となる。
安静時全唾液量は、若年者に比して著しく減少するが、味蕾減少のため、味覚反射性唾液分泌も減少する。
サルコペニアや脳血管障害合併のため、咬筋が萎縮し咀嚼力が低下する。
加齢に伴い、残存歯数が減少するが、その原因は齲蝕・歯周炎で、加齢が直接の原因ではない。

正解 A

C 全身に及ぶ生理的変化

問題 381 難易度 ★☆☆

老化について正しいのはどれか。

A. 骨密度が増加する。
B. 心拍数が増加する。
C. 弾性線維が増加する。
D. 肺の残気量が増加する。
E. 腎臓からの薬物排泄率が増加する。

解説 加齢に伴い、骨密度が減少し、骨折をしやすくなる。一般に加齢に伴い、心拍数は大きく変化しないが、運動などによる生理的増加の程度は低くなる。弾性線維は再生しないため、加齢に伴い減少する。加齢に伴い、肺のコンプライアンスは低下し、残気量は増加する。加齢に伴い、腎臓からの薬物排泄率は低下する傾向にあり、薬物中毒の原因となる。

正解 D

索引 Index

欧文

A
ACTH　147
AMPA型受容体　53

C
Ca^{2+}チャネル　85
cAMP　22

D
dermatome　57
DIC　48

G
GABA　64
Goldman-Hodgkin-Katzの式　5
Gタンパク質　21
Gタンパク質共役型受容体　21

H
HbA1c　44
Henderson-Hasselbalchの式　34

I
IPSP　27

L
Lohman反応　38

N
Na^+-Ca^{2+}交換系　23
Na^+-K^+ ATPase　7
Na^+-K^+ポンプ　7
Na^+チャネル　24, 25
NMDA型受容体　53

P
PTH　149

Q
QT延長症候群　84

R
REM睡眠　62
Romberg sign　164

S
Schwann細胞　30
spastiscity　63

T
TTX　24

V
von Willebrand因子　47

索引

和文

あ

アクアポリン 91
アクアポリン2 11
アクチン 10, 80
アクチンフィラメント 11
アシドーシス 34, 108
アズール顆粒 45
アセチルコリン受容体 29
圧受容器反射 96
アデニル酸シクラーゼ 22
アドレナリン 149
アドレナリンβ受容体 79
アポクリン汗腺 73
アミノ酸誘導体ホルモン 144
アルカローシス 34, 108
アルドステロン 125, 133
アルドステロン分泌 150
α運動ニューロン 54
アルブミン 124
アンドロゲン 136, 152, 170

い

胃液 115
イオンチャネル 6
イオンチャネル内蔵型受容体 21, 52
胃酸 116
胃前庭部 112
Ia線維 56
Ⅰ型(遅筋)線維 77
一次顆粒 45
一次感覚線維 30
一次体性感覚野 60
イヌリン 127
胃壁細胞 116
飲水行動 70

う

ウィンドケッセル(空気槽)機能 98
うっ血性心不全 79
運動 100
運動麻痺 59

え

栄養素 119
エクソサイトーシス 8
エクリン汗腺 73
エストラジオール 139
エストロゲン 139, 153
エネルギー代謝 37
エリスロポエチン 40
嚥下 122, 159, 160
エンドサイトーシス 8

か

下位運動ニューロン障害 63
概日リズム 36
外転 74
回内 74
カイニン酸型受容体 53
化学感覚 31
化学シナプス 27, 28
蝸牛 160
蝸牛管 161
蝸牛神経 161
核 2
角化細胞 72
拡散 7
核内受容体 6
下垂体 147
下垂体前葉 144

下垂体前葉ホルモン 146
ガストリン 112
活性化部分トロンボプラスチン時間 47
活動電位 25, 97
カリウムチャネル 80
カリウム調節 132
カルシウム 23
カルシウムチャネル 80
加齢 171, 172
感音性難聴 162, 163
感覚受容器 31
感覚情報伝達 31
感覚神経 67
感覚野 60
換気血流比 107, 108
眼球運動 157, 158
冠循環 78
癌性疼痛 66
完全左脚ブロック 82
肝臓 115
杆体 155, 156
γ-アミノ酪酸 64
関連痛 68

き

記憶 62
寄生虫感染 45
拮抗支配 68
気道抵抗 104
基本電位リズム 114
脚ブロック 82
ギャップ結合 19
嗅覚 165, 166
嗅球 166
球形嚢 162
嗅細胞 165, 166

吸収不全　119
嗅上皮　166
嗅神経　166
橋　50
胸腔内圧　102, 105
凝固系　47
共輸送　92
局所調節　100
巨赤芽球性貧血　42
キロミクロン　118
筋収縮　17
筋紡錘　17, 56

●く

空間的加重　27
屈曲　74
屈折調節　155
グリア細胞　50
クリアランス　127, 128
グルコース輸送量　129
グルココルチコイド　150
グルタミン酸受容体　53

●け

痙直　63
頸動脈小体　110
血圧　98, 99
血液ガス　58, 108
血液凝固能　118
血液脳関門　51
血管　15
血管抵抗　99, 125
月経　136
月経周期　37
血漿膠質浸透圧　92
血漿タンパク質　41
血小板　47
血漿量　123

血糖値　154
血流（酸素）需要　86
ケラチン　10
腱　74
原核細胞　3

●こ

高カリウム血症　25
交感神経活動　69
交感神経節　69
咬合　121
抗コリンエステラーゼ薬　29
膠細胞　50
好酸球　45
高山病　87, 96
膠質浸透圧　93
膠質浸透圧差　92
甲状腺機能　146, 148
甲状腺機能亢進症　148
甲状腺機能低下症　147
甲状腺ホルモン　147, 148
高地順応　32
好中球　46
更年期　153
後負荷　90
興奮-収縮連関　85
興奮性細胞　5
交連線維　59
ゴールドマン-ホジキン-カッツ
　の式　5
呼吸運動　101
呼吸筋　101
呼吸周期　102
呼吸商　37
呼吸調節　109
鼓索神経　165
骨格筋　17, 75
骨格筋組織　17
骨芽細胞　76

骨吸収　76
骨形成　14, 76
骨髄　40
骨組織　76
骨リモデリング　76
ゴナドトロピン　153, 170
コラーゲン　74

●さ

臍静脈　88
最大酸素摂取量　37
細動脈　100
細胞外液　92
細胞外液量　123
細胞外導出法　26
細胞外マトリックス　14
細胞接着　9
細胞内Ca^{2+}　23, 24
細胞内液　92, 124
細胞内情報伝達　22
細胞内情報伝達物質　22
細胞膜　4
サッケード運動　157
サルコペニア　171
酸塩基平衡　34
酸塩基平衡異常　35
酸素含量　111
酸素親和性　44
酸素分圧　109
酸素飽和曲線　110
散瞳　158
三半規管　163

●し

視覚路　156
時間的加重　28
糸球体　125
糸球体濾過量　126, 128

子宮内膜症　140
持久力　75
死腔量　104
軸索再生　30
軸索輸送　29
刺激伝導系　81
視交叉上核　36
自己調節機能　95
視細胞　155, 156
脂質二重層膜　7
思春期　136, 170
視床下部　69
視床下部-下垂体系　145, 146
視床下部ホルモン　69, 146, 147
視床出血　59
耳石器　162
自然免疫　113
膝蓋腱反射　56, 56
失神　84
シナプス　16
シナプス可塑性　29
シナプス後電位　16, 28
シナプス小胞　16
視野欠損　156, 157
収縮性　90
重症筋無力症　29
自由水クリアランス　134
縮瞳　158
出生　168
シュワン細胞　30
循環系　86
循環血液量　125
循環調節　95
消化管運動　113
消化管ホルモン　120, 151
消化酵素　118
松果体　36
小腸　118
小腸粘膜　119
小脳　63

上皮　13
小胞体　2, 4
情報伝達，膜受容体　20
静脈還流量　90
静脈洞　54
女性ホルモン　152
除脳固縮　58
自律性支配　68
心音　88, 89
真核細胞　3
腎機能　127
心筋細胞　80
神経軸索　25
神経伝達物質　52, 53, 68
腎血流量　129
人工呼吸　109
心室筋活動電位　80
心室内圧　89
心周期　89
心収縮力増強作用　85
新生児　169
新生児循環　87
心臓交感神経　78
心臓の構造　78
心臓迷走神経　78
靱帯　74
伸展　74
心電図　81, 82, 89
浸透圧　93, 130
浸透圧受容器　5, 125
心拍出量　90
真皮　71
深部感覚　164
心不全　91, 93

● す

膵液　117
錐体　155, 156
錐体交叉　51

錐体路　55
錐体路障害　63
膵島　151
ステロイドホルモン　144
ステロイド薬　150

● せ

精液　138
精子　137
静止膜電位　4
性周期　139
生殖器　137
静水圧差　92
性腺ステロイドホルモン　153
性腺ホルモン　144
精巣　137
生体防御機構　46
成長曲線　169
精通　136
生理痛　140
セカンドメッセンジャー　22
赤芽球　40
脊髄　55
脊髄灰白質　54
脊髄上行性伝導路　55
脊髄神経　57
脊髄前角　63
脊髄反射　56
脊椎　55
咳反射　160
セクレチン　120
赤筋　75
赤血球　42
摂食機能　171
摂食行動　70
セットポイント　33
全か無かの法則　25
線条体　65
前庭感覚　164

前庭器官　161
前庭動眼反射　64
蠕動運動　113
前負荷　90
線溶活性　48

そ

造血幹細胞　40
促通拡散　92
咀嚼運動　121
速筋　75

た

体液分画　123, 124
体温　33, 36
対光反射　158
胎児循環　87, 88
代謝性アルカローシス　35
代謝調節型受容体　52
体循環　98
代償性変化　35
胎生期　169
体性・体性神経反射　31
大脳基底核　64, 65
大脳皮質　59, 61
大脳皮質運動野　55
大脳皮質体性感覚野　59
大脳皮質-大脳基底核ループ　65
胎盤　141
唾液　159
唾液腺　159
脱酸素化ヘモグロビン　43
脱髄　50
脱髄疾患　26
脱落膜　142
多発性硬化症　50
単シナプス反射　56
胆汁　117

単純タンパクホルモン　144
弾性血管　98, 99
男性ホルモン　152
胆嚢収縮　117
短絡血流　87

ち

チアノーゼ　43
遅筋　75
緻密斑　126
中間型（Ⅱa型）線維　77
中間径フィラメント　10
中枢神経系　49
中枢性化学受容野　58
チューブリン　12
聴覚　161
長管骨　77
腸管上皮　13
腸管平滑筋　20
腸間膜　112
跳躍伝導　26
チロシン誘導体　154

て

低酸素血症　96
低酸素性肺血管収縮　107
低色素性小球性貧血　43
テタニー　26
鉄欠乏性貧血　43
テトロドトキシン　24
伝音性難聴　162
電解質コルチコイド　149
電気シナプス　19, 27
電子伝達系　38
伝導速度，神経　26

と

糖化ヘモグロビン　44
糖質コルチコイド　149
糖タンパクホルモン　144
糖尿病　151
糖負荷試験　154
洞房結節　81
洞房結節細胞　83
動脈圧受容器反射　98
動脈管　87
動脈血圧（脈波）　82
動脈血酸素分圧　106
動脈硬化　98
透明帯　142
トロポニン　80, 85
トロポミオシン　80
トロンビン　48

な

ナトリウム調節　132
軟骨内骨化　77
難聴　162, 163

に

Ⅱb型（速筋）線維　77
ニコチン性アセチルコリン受容体　6, 19
ニコチン性受容体　18
ニコチン性受容体作動薬　18
二重支配　68
乳汁分泌　143
尿細管疾患　131
妊娠　141

ね

熱産生　33

熱放散　33
ネフロン　125

の

脳幹　57
脳血流量　95
脳脊髄液　53
脳脊髄液圧　54
脳卒中片麻痺　75
能動輸送　92
脳のエネルギー代謝　52
脳浮腫　52
脳膜　53
ノルアドレナリン　149

は

肺活量　106
肺機能検査　106
肺気量　103
肺高血圧　87
肺コンプライアンス　103
肺サーファクタント　168
肺循環　86, 101
肺水腫　91
排尿　134
排尿反射　134
排便　119
排卵　139
破骨細胞　76
播種性血管内凝固　48
バソプレシン　134
バソプレシン分泌　132
パチニ小体　67
発汗　73
白筋　75
発生張力　84
パラアミノ馬尿酸　128
半規管　161

反射中枢　57

ひ

皮質脊髄路　62
微絨毛　118
微小管　12
ビタミンB_{12}　42
皮膚　71
皮膚感覚神経　57
皮膚分節　57
表皮　71, 72
疲労　38
貧血　42

ふ

フィードバック　145
フィブリン　48
フォンウィルブランド因子　47
副甲状腺　149
副甲状腺ホルモン　149
副腎機能　146, 150
副腎髄質　144, 149
副腎皮質　149
副腎皮質ホルモン　32
腹水　124
浮腫　92, 93
負のフィードバック　32
フランク・スターリング　92
プルキンエ細胞　15, 64
フローボリューム曲線　103
プロゲステロン　139
プロテオグリカン　14
プロトロンビン時間　47
プロラクチン　138, 143
糞便　119

へ

平滑筋　18
平均血圧　90
平衡　163
平衡感覚　163
壁内神経叢　114
ヘモグロビン　42, 110
ヘンダーソン・ハッセルバルヒの
　式　34
片麻痺　51
ヘンレループ　130

ほ

ポアズイユの法則　100
傍糸球体細胞　124
房室結節　81
歩行障害　75
母乳　143
ホルモン　144, 145

ま

マイスネル小体　67
膜内骨化　77
末梢神経系　50
末梢性麻痺　63

み

ミオグロビン　77
ミオシン　80
ミオシン軽鎖キナーゼ　18
味覚　164, 165
ミセル　118
ミトコンドリア　3
ミネラルコルチコイド　150
脈圧　99

む

無月経　138
ムスカリン性アセチルコリン受容体　20
ムスカリン性受容体　18
ムスカリン性受容体作動薬　18

め

メラニン　72
メラノソーム　72

も

毛細血管　91, 94
網膜　155

や

夜尿症　134

ゆ

有酸素運動　75
有毛細胞　160, 161
輸送タンパク質　41

よ

抑制性シナプス後電位　27

ら

卵円孔　88
卵形嚢　162
ランゲルハンス細胞　72
卵母細胞　142

り

リアノジン受容体　24
リガンド　6
リボソーム　2
リンパ管　15
リンパ系細胞　46
リンパ循環　94
リンパ節　41

れ

レニン　133
レニン・アンジオテンシン・アルドステロン系　125, 133
連合線維　59
連合野　60

ろ

老化　172
ローマン反応　38
ロンベルグ徴候　164

検印省略

生理学問題集（CBT準拠）
定価（本体 3,600円＋税）

2015年12月7日　第1版　第1刷発行
2020年7月15日　同　　第3刷発行

編著者　日本生理学会教育委員会
発行者　浅井　麻紀
発行所　株式会社 文光堂
　　　　〒113-0033　東京都文京区本郷7-2-7
　　　　TEL（03）3813-5478（営業）
　　　　　　（03）3813-5411（編集）

© 一般社団法人日本生理学会教育委員会, 2015　　印刷・製本：公和図書

ISBN978-4-8306-0228-3　　　　　　　Printed in Japan

・本書の複製権，翻訳権・翻案権，上映権，譲渡権，公衆送信権（送信可能化権を含む），二次的著作物の利用に関する原著作者の権利は，株式会社文光堂が保有します．
・本書を無断で複製する行為（コピー，スキャン，デジタルデータ化など）は，私的使用のための複製など著作権法上の限られた例外を除き禁じられています．大学，病院，企業などにおいて，業務上使用する目的で上記の行為を行うことは，使用範囲が内部に限られるものであっても私的使用には該当せず，違法です．また私的使用に該当する場合であっても，代行業者等の第三者に依頼して上記の行為を行うことは違法となります．
・JCOPY〈出版者著作権管理機構 委託出版物〉
本書を複製される場合は，そのつど事前に出版者著作権管理機構（電話 03-5244-5088，FAX 03-5244-5089，e-mail : info@jcopy.or.jp）の許諾を得てください．